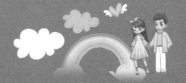

组织编写 全国妇幼健康研究会科普专业委员会

丛书总主编 张 巧

妇幼健康知识科普丛书
——安全避孕指导手册

李 瑛 张 巧 主编

国家卫生健康委员会计划生育药具不良反应监测中心 编

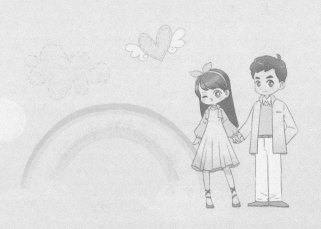

人民卫生出版社

·北 京·

图书在版编目（CIP）数据

安全避孕指导手册 / 李瑛，张巧主编；国家卫生健康委员会计划生育药具不良反应监测中心编 . —北京：人民卫生出版社，2021.10

（妇幼健康知识科普丛书）

ISBN 978-7-117-32203-4

Ⅰ.①安… Ⅱ.①李…②张…③国… Ⅲ.①避孕 — 方法 — 手册 Ⅳ.①R169.41-62

中国版本图书馆 CIP 数据核字（2021）第 205864 号

人卫智网	www.ipmph.com	医学教育、学术、考试、健康，购书智慧智能综合服务平台
人卫官网	www.pmph.com	人卫官方资讯发布平台

妇幼健康知识科普丛书
——安全避孕指导手册
Fuyou Jiankang Zhishi Kepu Congshu
——Anquan Biyun Zhidao Shouce

主　　编：李　瑛　张　巧
编　　写：国家卫生健康委员会计划生育药具不良反应监测中心
出版发行：人民卫生出版社（中继线 010-59780011）
地　　址：北京市朝阳区潘家园南里 19 号
邮　　编：100021
E - mail：pmph @ pmph.com
购书热线：010-59787592　010-59787584　010-65264830
印　　刷：三河市潮河印业有限公司
经　　销：新华书店
开　　本：889 × 1194　1/32　印张：5.5
字　　数：153 千字
版　　次：2021 年 10 月第 1 版
印　　次：2021 年 11 月第 1 次印刷
标准书号：ISBN 978-7-117-32203-4
定　　价：30.00 元

打击盗版举报电话：010-59787491　E-mail：WQ @ pmph.com
质量问题联系电话：010-59787234　E-mail：zhiliang @ pmph.com

妇幼健康知识科普丛书

总 顾 问　江　帆

顾　　问　张世琨　魏丽惠　李　坚

主　　编　张　巧

丛书编委会成员（以姓氏笔画为序）

王　芳（成都电子科技大学医学院附属妇女儿童医院）

王建东（解放军总医院第一医学中心）

毛　萌（四川大学华西第二医院）

华　彬（北京医院）

刘文利（北京师范大学）

孙丽洲（南京医科大学第一附属医院）

李　叶（北京医院）

李　莉（首都医科大学附属北京儿童医院）

李　瑛（江苏省卫生健康发展研究中心）

李从铸（汕头大学医学院附属肿瘤医院）

张　巧（北京医院）

赵卫东（中国科技大学附属第一医院）

胡丽娜（重庆医科大学附属第二医院）

徐先明（上海交通大学附属第一人民医院）

章红英（首都医科大学）

学术秘书　苗　苗（北京医院）

妇幼健康知识科普丛书
——安全避孕指导手册
编写委员会

顾 问 张世琨 王兰明

主 编 李 瑛 张 巧

副主编 吴尚纯 孙志明 田春华

编 委 (以姓氏笔画为序)

王冠融 方爱华 巴 磊 田春华 朱向珺

刘晓瑷 孙志明 李 瑛 杨月华 吴 洁

吴尚纯 汪文荣 张 巧 张 敏 张志军

张学宁 陆品红 陈 颖 茅群霞 林 洁

周 健 施雯慧 姚 捷 顾 林 高 婷

曹金翔 韩 丹 程利南 裴开颜 谭晓艳

序　言

　　中国有 14 亿总人口,妇女儿童 8.8 亿,妇女儿童健康问题始终是人类社会共同面对的基础性、全局性和战略性问题,对人口安全、经济社会发展以及国家的全面发展都具有重大意义。妇幼健康是衡量人民健康水平的重要标志,也是一个国家文明程度的重要标志。面对当今世界百年未有之大变局,我们不仅要全力守卫妇女儿童生命安全与健康,更要从民族复兴、国家安全的高度,不断增进妇女儿童的健康福祉,这是全社会的共同责任。

　　习近平总书记多次强调,科技创新、科学普及是实现创新发展的两翼,要把科学普及放在与科技创新同等重要的位置。全国妇幼健康研究会始终坚持把提升妇幼健康领域的科技创新和推进科学普及作为同等重要的职责,团结凝聚各专业领域的权威专家和学科带头人,既加快学科发展,又把科普作为重点任务,共同积极推进,为提升妇女儿童健康水平作贡献。全国妇幼健康研究会于 2020 年 8 月专门成立了科普专业委员会,就是要在补短板上下功夫,探索科普之路,学会科普的方式方法,努力在妇幼健康领域多出精品,为实现新时代健康中国建设战略目标、提升妇女儿童健康水平提供重要的支撑。

我们高兴地看到，科普专业委员会在张巧主任委员带领下，各位专家齐心合力，针对妇女儿童健康需求，精心策划编撰了"妇幼健康知识科普丛书"。这套丛书内容丰富，覆盖了婴幼儿、青少年、孕妇、中老年的全生命周期，还详细介绍了生殖与避孕、女性肿瘤、乳腺疾病等妇科常见疾病的预防与治疗知识。这套丛书集科学性、独创性、通俗性、艺术性为一体，是一次生动而有意义的积极尝试。

参与这套科普丛书编写的专家，均为本领域优秀的权威专家，亲历了国家发展与进步的历史进程，几十年风风雨雨的经历与专业经验，形成了他们特有的品质与情怀，他们带着承前启后、继往开来的职责和使命，完成了编写。相信这是一套高品质的科普丛书，广大读者会在这里找到解决困惑与问题的满意答案。

这是一次难得的科普实践，是为提升公民科学素质做的一件惠及百姓的实事，也是各位专家一道向建党百年华诞的献礼！感谢各位专家的努力与付出！

最后，对本丛书的成功出版表示由衷祝贺！

第 12 届全国人大农业委员会副主任

国家卫生健康委员会原副主任

全国妇幼健康研究会会长

2021 年 6 月

前　言

在喜迎建党100周年的前夕，看到《妇幼健康知识科普丛书——安全避孕指导手册》(简称《手册》)终于成书，甚为高兴。这是一本送给育龄群众，带着责任、带着温度的科普图书，为此由衷点赞。

科普是健康中国建设的国家战略要求，也是服务人民群众的最后一公里。目前我国不孕不育的发生率仍然呈现上升态势，这与安全避孕知识缺乏、婚前性行为增加、反复人工流产增加以及流产低龄化等问题直接相关。年轻群体安全避孕知识需求巨大。特别是随着低生育水平的到来，做好安全避孕的科普工作就格外有意义。

非常可贵的是，本《手册》坚持以需求为导向，体现了"务实为民"的指导思想。从构思与框架设计就注重需求调查，采用自下而上的方式，由国家卫生健康委计划生育药具不良反应监测中心在全国100多个县级监测试点的妇幼保健与计划生育服务机构，对近万名需要服务的男性与女性开展了需求调查。针对新时期育龄群众在工作或生活中遇到的与安全避孕相关的问题进行分析总结，最终形成编写提纲。本《手册》编者还多次去医院、妇幼保健院、计划生育技术服务机构、疾病预防控制中心、避孕药具管理机构等机构进行咨询、调研和考察，以使《手册》更具有可接受性和可操作性。

本《手册》注重将先进的科研成果、严谨的临床治疗规范与长期基层实践经验相结合，用简洁的语言、通俗易懂的文字、图文并茂生动活泼的形式来传播相关知识，以期用权威的科普，指导群众建立自我保护意识和负责任的生活态度。

本《手册》作为"妇幼健康知识科普丛书"的重要篇章，从生育调节的角度介绍了避孕发展简史、避孕方法的安全性、各类避孕方法的效果、优缺点以及最常见的副作用等相关基础知识；覆盖青春期、新婚期、产后、人工流产后、更年期及特殊疾病人群；并针对不同人群的生育与避孕需求、不同健康状况、不同生活习惯等提供了具体指导。本《手册》也可作为基层妇幼健康机构、社区卫生服务机构、避孕药具管理机构的参考资料。

本《手册》瞄准国家重点工作任务，凝聚了来自全国妇幼健康领域经验丰富的专家，以高度的责任心和使命感，将经验、智慧、情感、情怀都融入字里行间，知识里带着专家们的祝福！

愿本《手册》能够得到育龄群众的喜爱，助力健康中国建设，为新时代育龄群众身心健康、保护生育力和国家繁荣昌盛作出应有的贡献！

国家卫生健康委员会妇幼司原司长

全国妇幼健康研究会常务副会长

张世琨

2021 年 6 月

目　录

第一章　概　述

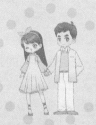

第一节　避孕发展简史

1. 避孕是人类的基本需求

生育作为性行为的结果,两者密不可分。生育使人类繁衍,是家庭和社会存在和发展的要素。但不适度的生育,无论是过密还是过稀,太早还是太晚,都会给家庭和社会带来各方面的问题。女性是生育的主要承担者,在怀孕和分娩过程中面临多重风险,甚至可能危及生命。因此,无论出于对女性身心健康、生命安全的考虑,还是出于对家庭、社会抚养、教育子女需要付出的经济、精力和时间上的考虑,用人为的方法对生育进行有效控制,一直是人们的基本需求。人类的避孕尝试可以追溯到公元前1800年,属于现代避孕方法的宫内节育器(简称"节育器")也已应用了100多年的时间。

近代社会由于经济的发展、社会的进步、医疗卫生水平的提高以及战争伤亡人数的减少,大多数国家的人口呈现不断增长的趋势。控制人口过快增长,保持人口资源可持续发展,成为许多国家的发展战略。控制人口过快增长,需要避孕节育服务作为技术保障。可见避孕不仅是个人和家庭的需要,也是国家社会的需求。

2. 远古时代的避孕尝试

公元前1800年,即近4000年前,古埃及时代的人们尝试在性生活前将蜂蜜、鳄鱼粪、树胶等放入女性的阴道或在性生活后进行阴道冲洗,以达到避孕的目的。为防止骆驼在长途跋涉中怀孕,人们将石块放入骆驼的子宫,这成为宫内节育器的前世。2世纪时,除借助"神"赐予的护身符或魔水"保平安"外,希腊和罗马医生还建议女性在性生活后通过剧烈的身体活动达到避孕的目的。一位名叫索拉努斯的古希腊医生建议,不要在月经期同房,他认为这是易受孕期。医学史词典中,索拉努斯被认为是最早发表有关避孕科学论文的人,他的功劳还在于,早在近2000年前就说明了避孕和人工流产的区别。医学史词典还提到,公元695年,我国唐代药王孙思邈的著作中有用于避孕的配方。目前仍在使用的一些避孕方法,其有价值的发展阶段多在欧洲的中世纪后。

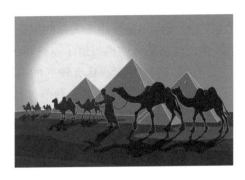

3. 多重功能的避孕套

避孕套是历史最长久的避孕器具,但在公元前2000多年古埃及最早出现的时候,它却是用于显示财富和地位的装饰品,直观地被称为阴茎套。一些不同时期的古老岩画、壁画有阴茎套存在的印记。15世纪末,哥伦布发现了新大陆,水手们也把梅毒从美洲带回了西班牙,梅毒开始在欧洲蔓延。一位名叫法罗皮斯的人发明了一种戴在阴茎上的亚麻布套,并在1 100名男性中使用,没有一人感染梅毒,安全套由此得名。17世纪,英国国王查理二世经过十余年的流亡后复辟称王,他生性好色,怠于朝政,为了解决国王私生子不断增多的烦恼,一名叫康德姆的国王近侍,发明了用羊的盲肠做成的避孕套。此后避孕套就以康德姆命名,一直延续至今。

英国的工业革命促进了避孕套的实际应用。1826年,英国的托马斯·汉考克解决了使橡胶获得塑性的机械化问题。1839年,美国的查尔斯·古德伊尔发明了橡胶硫化技术。这两项创新,使避孕套能够大批生产满足需求。实际上,这两个人的名字并不陌生,汉考克是橡皮筋的发明者,古德伊尔(固特异)轮胎在我国是为人熟知的品牌。

4. 方兴未艾的百年宫内节育器

古代,阿拉伯和土耳其人在骆驼子宫内放入小石块以防止骆驼在沙漠长途跋涉中怀孕,这是宫内节育器的雏形。1909 年,波兰医生里克特设计出最早用于人体的用蚕肠线绕成的环状节育器。1931 年,德国的格瑞芬博格报道了以蚕肠线为轴心,缠绕铜、镍、锌合金丝的节育器,这种节育器具有较好的避孕效果。1934 年,日本又研制了环状的太田环。尽管有多种节育器问世,但盆腔感染问题限制了节育器的临床应用,直到抗生素的发现,才使节育器的使用得以推广。另一个促进节育器发展的是材料工业的进步,塑料的良好可塑性能产生了形状如盘香或曲蛇样的多种节育器,还有由不锈钢螺旋制成的金属环,这批研发于 20 世纪 60 年代的产品,因为不含铜、药物或激素,故称为惰性节育器。1974 年,智利的基普尔和美国的泰特姆证实铜离子能够杀伤精子和受精卵,改变宫腔环境,明显提高节育器的避孕效果,发明了含铜 T 形节育器,开启了活性节育器的新篇章。随后,各种形状和不同铜表面积的新产品应运而生。几乎同一时期,含孕激素的节育器几经探索也被用于临床,20 世纪 90 年代由芬兰研发生产的释放左炔诺孕酮的宫内节育系统获批上市,不仅比含铜节育器有更好的避孕效果,而且有诸多的健康益处,一直在全球广泛使用至今。

我国是节育器的使用大国,我国自行研发的节育器包括含铜含药节育器和记忆合金为支架的节育器,前者可以控制含铜节育器放置后月经血量的增多,后者则可降低节育器的脱落率。另一种由比利时妇产科医生维尔德米施发明的可以减少脱落风险的固定式系列节育器,不仅可用于月经间期和人工流产术后,还可于分娩后即时放置。可以看到,已有 120 年历史的节育器方兴未艾,它的发展史是不断创新改进的历史,也是不断满足女性避孕和健康需求的历史。

5. 具有革命意义的短效口服避孕药

复方短效口服避孕药(简称"短效口服避孕药")自 1960 年开始

使用,由于其避孕效果好,并可以由妇女自主使用,被科学界评为 20 世纪的重要发明之一,从妇女解放的视角,被认为是一种革命。

早在 20 世纪初就有科学家实验发现激素和生育之间的联系,提出卵巢的提取物有可能作为口服避孕药的推测,并开始尝试孕激素和雌激素的人工合成,短效口服避孕药处方的设计,动物实验和临床观察,历时半个多世纪。1960 年 5 月,人类第一个复方短效口服避孕药诞生,平克斯被誉为"避孕药之父"。他主要完成了几种孕激素的人工合成和对口服避孕药处方的设计,并成功地进行了动物实验和在北美波多黎各的临床试验。与他一起进行研究的还有美籍华人张明觉和妇产科医生罗克。出于对"避孕"一词的忌讳,首个避孕药的使用指征是月经不调。

口服避孕药一经上市,立即得到女性的普遍欢迎,由于其避孕效果好,并可由妇女自主使用,成为发达国家应用最广泛的避孕方法之一。全球有超过 2 亿妇女曾服用避孕药,约 1 亿妇女正在应用。在广泛使用的 60 年间,避孕药的种类多达数百个,而且不断有新的发展。在持续保持避孕有效率的基础上,不断更新产品,一方面通过降低雌激素的剂量,使副作用减少,安全性越来越好;另一方面还通过新型孕激素的应用,为使用者带来更多的健康益处,如改善皮肤状况和经前期症状。复方口服避孕药所共有的调节月经周期、减少月经出血量、缓解痛经、预防盆腔感染和异位妊娠、降低子宫内膜癌和卵巢上皮癌风险等非避孕益处,使避孕与保健相结合,提高了女性的生殖健康水平。

6. 不能忘怀的激素缓释避孕器具的开拓者

短效口服避孕药广泛使用后不长的时间,就开始有妇女抱怨每天吃药的不便。同时发现,避孕失败而怀孕的使用者中,多数是漏服药物造成。因此,研发一种无需每天服用的长效激素类避孕器具的想法便油然而生。随着高分子材料和缓释技术的研究进展,20 世纪 70 年代,激素缓释避孕器具的研发工作在一些国际组织的支持下开始实施。芬兰赫尔辛基大学著名妇产科专家卢凯依纳教授作为研发孕激素宫内节育系统的首席专家,同时也参与皮下埋植剂的研发工作。为了观察皮下埋植剂在体内的相容性,卢凯依纳教授竟然在自己的胸前放置许多根不含激素的硅胶管,定期取出其中的一两根进行检测观察,直至晚年来中国讲学时体内还留了两三根。1983年六根型的皮下埋植剂在芬兰注册上市,1990年释放左炔诺孕酮的宫内节育系统也在芬兰注册上市。目前这两类长效可逆的避孕方法仍在国内外广泛使用,成为卢凯依纳教授留给全球妇女的宝贵礼物。卢凯依纳教授还是我国的老朋友,曾40多次访问中国,并受到周恩来总理的接见。

7. 无畏的女性计划生育先驱

出生在美国纽约州的护士玛格丽特·桑格是最早提出"计划生育"构想的倡导者和行动者。长期从事护士工作,她看到很多妇女因生育过多或私自打胎造成身心伤害和家庭负担,决心倡导计划生育。1914年,玛格丽特创办了《叛逆妇女》(后更名为《节制生育评论》)杂志,还编印了《计划生育》小册子,向妇女传授避孕知识。1916年,玛格丽特在纽约开办了美国第一家计划生育诊所,为妇女避孕和生育提供指导及服务。不幸的是,诊所才开了10天就被查封,而且玛格丽特还因邮寄《计划生育》等资料而遭到控告,被罚劳教30天。然而,牢狱之灾并没有打消玛格丽特的执念,出狱后,她一如既往地为广大妇女权益奔走呼吁。1921年,玛格丽特创立了"美国避孕联盟"(4年后更名为"美国计划生育联盟"),联盟开办的计划生育诊所至今仍为美国大约30%有计划生育需求的女性服务。

由于玛格丽特的不懈努力,1936年美国通过法律对有关避孕书刊及工具为淫秽物品的规定做了解释,允许医生为了挽救生命或增进患者的利益而开"避孕药方",1966年实现了避孕在美国全境的合法化。玛格丽特还积极筹措资金支持美国平克斯教授及其团队对复方短效口服避孕药的研发工作,促进了短效口服避孕药于1960年在美国上市。2006年玛格丽特被美国权威期刊《大西洋月刊》评为"影响美国的100位人物"。不仅如此,玛格丽特对国际计划生育也有深远的影响。1922 年,玛格丽特出席了在伦敦举行的第一次国际生育控制大会;1927 年,玛格丽特组织了日内瓦第一次世界人口大会;1953 年,玛格丽特牵头创立了"国际计划生育联盟",这个联盟至今仍在国际避孕节育领域发挥主导作用。鉴于玛格丽特在维护女性权益及健康方面的卓著贡献,诺贝尔奖官网数据显示,她 31 次被提名诺贝尔和平奖,获得了巨大成就。

8. 中国政府为计划生育服务提供保障

在我国,从国家层面对群众避孕节育需求的关注始于新中国成立后。在新中国成立之初的 10 年间,国家的社会、经济快速发展,群众生活安定,加之政府对生育的鼓励,平均每位妇女一生生育的子女数(总和生育率)高达 6。同时,妇女解放,呼唤妇女走出家庭,接受教育或参加工作,控制生育的数量和间隔,成为妇女甚至整个家庭的愿望和需求。当意识到群众对避孕节育的需求时,国家及时撤销了对人工流产、绝育手术、避孕用具出售的限制,逐步加强对避孕节育工作支持的范围和力度,自此形成由国家创造条件,保证避孕节育服务的鲜明特色。

1956 年国家投资在广州建设了首家避孕套生产厂家。1958 年我国开始探索激素口服避孕药,研发出明显低于国外当时产品中雌激素剂量的短效口服避孕药,保证了使用者的用药安全。20 世纪 50 年代末,我国开始推广单圈式节育器,也就是广为人知的金属单环。1967 年上海建立我国第一个口服避孕药生产车间。到目前为止,我国自行生产的各类避孕药具可满足群众的不同需求。

更可贵的是,早在 1964 年我国就建立了计划生育经费的专款制度,对计划生育手术费用给予减免,1970 年开始免费供应避孕药具,目前我国已将基本避孕服务作为基本公共卫生服务。同时,积极促进计划生育服务的公平性和可及性,遍布城乡的各级各类医疗机构都能够提供避孕节育服务,逐渐实现妇幼健康全民覆盖的目标。

(吴尚纯 张 巧)

第二节　生育调节与避孕方法及其获得途径

1. 生育调节是实现人类稳定繁衍的科学方法

育龄妇女为生育年龄的女性，女性育龄期通常为 15~49 岁。育龄期又称生育期或性成熟期，是女性具有生育能力的时期。生育期女性的性功能旺盛，有规律的能排卵的月经周期。生育期是女性一生中漫长而重要的阶段，要经历怀孕、分娩、哺乳等特殊生理过程。

联合国人口基金会发布的《2020 年世界人口状况》报告显示，全球女性平均生育 2.4 个孩子。根据人口学专家的观点，若保持每个妇女平均生育 2.1 个孩子的水平，全球人口总数将长期维持稳定。第七次全国人口普查数据表明：我国有 14.4 亿人口，为世界上人口最多的国家，但是我国的总和生育率仅为 1.3，远低于维持人口稳定所需的平均生育 2.1 个孩子的水平，且即将陷入人口负增长。

生育调节是指人类认识并采用科学的方法控制和调节自身的生育功能。人是经济社会发展的基本要素和动力，孩子是家庭稳定与和谐发展的核心。目前，国家倡导进一步优化生育政策，促进人口长期均衡发展，鼓励生育已成为生育调节的重要内容。生育调节的物质基础是科学方法、科学技术，包括药品、器具与手术等，可以让暂时没有生育计划的妇女安全地进行学习、工作与生活，没有意外妊娠与人工流产的烦恼；让有生育计划的妇女有理想的、适宜的生育时间与生育数目；让已经完成生育计划且没有生育意愿的妇女能够没有任何负担，轻松愉快地享受美好的家庭幸福生活。

2. 女性一生理想的孩子数

女性一般从 13 岁月经初潮开始排卵,每一次月经排出一个卵子,有时会排出多个,但比较少见。月经周期一般为 21~35 天,平均 28 天,平均绝经年龄在 50 岁左右,月经停止后排卵也停止了。我国女性法定结婚年龄为 20 周岁,生育时间如果是 20~49 岁,约有 30 年的时间。如果顺产,每两年就生 1 个孩子,预期可以生 15 个左右。据有关数据显示,生 2~3 个孩子对女性健康是最合适的,可以选择适宜自己怀孕的时机,有充分的准备时间做好孕前保健。一般生第一个孩子的时候,女性都比较年轻,身体素质好,精力充沛,生育以后机体恢复比较快。等过几年身体各项机能与子宫都调整到最佳状态,可以再生 1 个或 2 个健康的孩子。如果孕育孩子的次数多了,年龄大了,机体的恢复能力就会下降;同时,孕育生命需要消耗母亲大量的营养与精力,次数多了,身体的承受能力也会下降,孕期宝宝得不到充足的营养,生长发育也会受到很大影响。因此,妊娠与生育过多不仅对女性健康有负面影响,也不利于下一代的优生优育。

3. 女性生孩子对健康的益处

适时生孩子对女性自身健康有一定益处,一次完整的怀孕、分娩与哺乳经历能够增强女性生殖系统的抗癌能力,降低乳腺癌、卵巢癌与子宫内膜癌的发病风险;还能使身体的抗感染能力增强,对一些妇科疾病有辅助治疗的作用。临床研究已证实,未生育的妇女易发生激素依赖性疾病,如子宫肌瘤、子宫内膜异位症等,未生育女性也是卵巢癌的高危人群,妊娠、哺乳可减少排卵,从而降低卵巢癌的风险。生孩子还可以缓解痛经,因为子宫能够合成与释放的前列腺素是增加原发性痛经的主要原因,而一次完整的生育会消除子宫中某些前列腺素受体点,使痛经得到缓解。产后哺乳对乳房保健有促进作用,这是因为宝宝在吸吮母乳的时候,有顺通乳腺的作用,防止母乳在乳腺中淤积,对乳腺增生等疾病起到辅助治疗效果,有效缓解乳腺结节疾病。已有医学研究证实,哺乳可以降低乳腺癌风险,而且喂养时间越长这种保护作用越明显。

4. 妊娠与生育过多对女性健康的负面影响

我们知道,每个新生命的到来都会给家庭带来无尽的希望与欢乐,但是,过多怀孕与生育也会让母亲经历很多风险。怀孕期间常见的影响健康的问题包括:早孕反应等消化系统症状、贫血、腰背痛、下肢静脉曲张、下肢肌肉痉挛、下肢浮肿、便秘、痔疮等;妊娠高血压、胎膜早破与产前出血也时有发生,妊娠还可能合并心脏病、糖尿病、甲状腺疾病等。生孩子时可能会发生一些分娩期并发症,如产后出血、羊水栓塞、子宫破裂等。分娩后还可能发生产褥感染、大出血、抑郁症等。每一位女性怀孕与生产次数过多,经历这些风险的概率就会增加,如生育过多的女性子宫脱垂的风险增加;生育过早、过多、过密所致的宫颈损伤和炎症是诱发宫颈癌的危险因素;多次分娩与合并产伤增加女性尿失禁的风险等。为了避免过多怀孕与生育对女性健康的负面影响,常用避孕方法来调节或阻止受孕。

5. 如何进行避孕

男性能排出足够数量和质量的精子、女性能排出有受精能力的卵子时,即具备生育能力。精子经宫颈管进入子宫腔及输卵管腔,卵子从卵巢排出,经输卵管伞部进入输卵管内,精子与卵子结合的过程称为受精。受精卵经输卵管移动到宫腔并被子宫内膜覆盖的过程称为受精卵着床,8 周后形成胚胎。

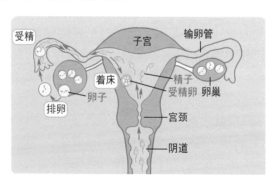

成熟卵子受精是怀孕的开始,避孕就是避免受孕,通常用药物、器械、手术或其他方法,通过抑制卵巢排卵,杀灭精子或阻止精子和卵子相结合,干扰子宫内膜发育,干扰受精卵在子宫着床,达到避孕的目的。

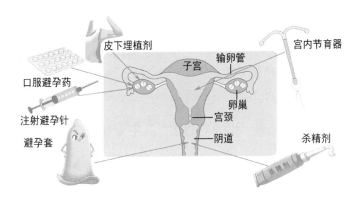

6. 育龄期人群常用的避孕方法

尚未有生育计划或暂时不想生育,或生了多个孩子已经没有生育意愿的育龄夫妇,可采用安全、有效、适宜的科学方法与技术调节生育,阻止受孕。育龄男性与女性(包括未婚、离婚或丧偶,单身有性生活或性伴侣)在整个育龄期常用的避孕方法如下:

- 避孕药品:包括复方短效口服避孕药、紧急避孕药、注射避孕针、避孕贴剂、阴道环、皮下埋植剂等。
- 避孕器具:包括宫内节育器、避孕套、宫颈帽等。
- 绝育手术:对生了多个孩子、已经没有生育意愿的夫妇,采用女性绝育术与男性绝育术是比较合适的。
- 其他方法:安全期避孕法、体外排精法、哺乳期闭经法等。

7. 高效长效的避孕方法有哪些

(1)高效避孕方法:如果能够始终严格按照产品和技术的使用说明,坚持和正确地应用某种避孕方法,每百位妇女使用第一年发生非

意愿妊娠的人数 <1(有效率 >99%),即为高效避孕方法,包括女性绝育术、男性绝育术、节育器、皮下埋植剂、长效避孕针(单纯孕激素与复方雌孕激素避孕针)、复方短效口服避孕药、阴道环、透皮贴剂。女性绝育术、男性绝育术、节育器、皮下埋植剂、长效避孕针同时还是长效避孕方法。

(2)非高效避孕方法:高效避孕方法以外均为非高效避孕方法,包括男用避孕套、女用避孕套、外用避孕药(膜剂、栓剂、凝胶)、安全期避孕法、体外排精法等。由于失败率高,意外妊娠和人工流产的风险高,应用时需注意正确的使用方法和注意事项。

8. 避孕方法使用比例在悄悄发生变化

结婚了暂时不想要孩子需要避孕,生育计划完成后的漫长岁月更需要避孕,否则就要面临意外妊娠与人工流产的风险。因此,男性与女性在育龄期的几十年中,大多数时间都在使用避孕方法,有性生活但不想要孩子时,避孕就是家庭和谐与幸福的保障。

目前,我国有 2 亿多名已婚育龄妇女使用避孕节育措施,避孕率达 80% 以上,其中,1.5 亿人在使用避孕药品与避孕器具。2020 年国家卫生健康委员会计划生育药具不良反应监测中心在全国 100 多个县级监测试点的妇幼保健与计划生育服务机构调查了近万例育龄男性与女性,对是否使用过避孕方法的数据分析显示:从未使用过避孕方法占 6.6%、节育器占 24.5%、皮下埋植剂占 0.2%、口服避孕药占 7.5%、避孕针占 0.4%、避孕套占 44.7%、外用药占 3.8%、哺乳闭经避孕占 1.1%、安全期避孕占 9.3%。避孕方法的使用比例有很大变化,可能与生育政策的调整有关,避孕套的使用比例最高,节育器的比例有所下降,安全期避孕与口服避孕药的比例明显升高。

调查对象中 80% 以上 2 年内无生育计划,有避孕需求。他(她)最想了解的避孕知识中,避孕方法的有效性与副作用占 40%,避孕方法的适应证(什么人适宜用什么方法)与禁忌证(什么人不能用什么方法)约占 20%,如何正确使用与获取避孕药具途径约占 24%。

随着社会发展与科技进步,人们的自我保健意识不断增强,对避孕知识的了解更趋深入,对避孕方法的安全性与有效性有更高的要求。随着近期国家生育政策的调整,人们对避孕方法与生育力保护的关系有了更明确的认识。理想的避孕方法应该符合安全、有效、简便、实用、经济的原则,对性生活无不良影响,男女双方均能接受并乐意持续使用。世界卫生组织推荐的长效高效的避孕方法是宫内节育器和皮下埋植剂。安全高效长效的避孕方法成为正常、健康生活的必要条件之一。

9. 伴随整个育龄期的避孕方法知情选择

避孕方法的使用直接关系到使用者的身心健康、生活质量和家庭幸福,通过宣传、教育、培训、咨询、指导等途径可以使育龄期的男性与女性了解常用避孕方法的避孕原理、适应证、禁忌证、正确使用方法、常见不良反应及其防治措施。

选择避孕方法时,需要考虑到自身所处的不同生理阶段与婚育情况:未婚、新婚、产后、哺乳期、人工流产后、中年以后与更年期,或单身但有性伴侣;有近期或远期的生育计划,或已经完成生育计划。

还要考虑疾病与特殊情况:如患病期间的避孕需求(结核病、糖尿病、心脏病、肝肾疾病、性传播疾病、艾滋病、精神疾病等),特殊情况时的避孕选择(月经不规则、不良生育史、被强暴后等)。个人意愿与男女双方的意向,获取避孕药具的途径,使用者的经济承受能力,文化甚至宗教的影响等都应该考虑。在医务人员的指导下,在明确生育与避孕意愿的前提下,权衡避孕方法的优缺点与各方面的因素,选择满意的、适合自己的避孕方法。

10. 惠民爱民的基本避孕服务项目促进避孕安全和生育力保护

免费提供避孕药具是一项国家基本公共卫生服务的惠民政策和民生工程,从 20 世纪 70 年代开始实行政府采购、免费发放的供应制度。免费提供避孕药具专项推进了预防为主、避孕为主服务的落实,目的是维护广大育龄群众生殖健康,2017年起被纳入国家基本公共卫生服务项目管理。

2019年基本避孕服务项目纳入国家基本公共卫生服务项目并落实了管理规范。基本避孕服务项目主要包括免费提供基本避孕药具和免费实施基本避孕手术。主要目的是提高基本避孕药具和基本避孕手术服务的可及性,使育龄群众获得规范、适宜的避孕服务,增强育龄群众预防非意愿妊娠的意识和能力,促进育龄夫妻保持适当的生育间隔,保护女性健康和生育能力,保障母婴健康。这是一项贯彻新时期卫生与健康工作方针,维护广大育龄群众生育健康的重要举措。

11. 更加专业更高水平的服务维护育龄群众的身心健康

(1)免费提供基本避孕药具:当地设有妇科、产科、计划生育科的医疗卫生机构,社区卫生服务中心(站)、乡镇卫生院、村卫生室和符合条件的其他医疗卫生机构均可发放免费(或自费)基本避孕药具,包括短效口服避孕药、紧急避孕药、注射避孕针、避孕套、外用避孕药等。也可通过社区、单位、高校、自助发放机、超市和药房的发放点、当地避孕药具公共服务平台或关注微信公众号等多种渠道、多种形式发放基本避孕药具。

(2)免费基本避孕手术(共8类手术):包括放置宫内节育器术、取出宫内节育器术、放置皮下埋植剂术、取出皮下埋植剂术、输卵管绝育术、输卵管吻合术、输精管绝育术、输精管吻合术。

国家正在落实由县级卫生健康行政部门选择具备相应能力的协议妇幼保健机构和其他医疗卫生机构提供服务,通过更加专业更高水平的避孕服务维护育龄群众的身心健康。

12. 遍及城乡的避孕药具发放渠道让群众满意

多元化的、遍及城乡的实体与虚拟互补的避孕药具发放渠道形成便民利民的网点:

- 县级妇幼健康服务机构(妇幼保健院/所、药具管理站)发放点；

- 乡镇卫生院、街道社区卫生服务中心发放点；
- 村(居委会)药管员处领取；
- 省内部分公立医疗卫生机构、机关、企事业单位发放点；
- 超市、药店、宾馆等社会发放点；
- 在自助避孕药具发放机凭二代身份证刷卡领取；
- 在免费发放网点用微信扫码领取；
- 关注当地避孕药具公共服务公众号领取等。

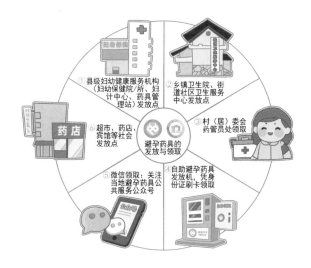

相关部门充分利用网络短视频、广播、报纸、杂志、宣传折页、宣传栏等各种生动形象的方式开展国家基本公共卫生服务和基本避孕服务宣传，普及避孕节育和生殖保健知识，提高了育龄群众的政策知晓率和对服务的满意度。针对不同人群，开展个性化咨询服务，指导育龄群众根据自身身体情况选择适宜的避孕方法；针对免费药具种类、适用人群、使用方法、领取途径、发放网点等信息为育龄群众提供详尽的咨询服务，满足广大育龄群众的需求，促进了妇幼保健服务的可及性及公平性。

(李 瑛)

第三节　安全使用避孕药具

1. 什么是避孕药具

避孕药具就是为避免育龄妇女怀孕,提供给暂时不要孩子的有生育能力的男性与女性使用的避孕药品和避孕器具。避孕药品与避孕器具的有效性是其最重要的使用价值,在利用其有效性的同时不可避免地存在安全性问题,即发生不良反应或不良事件的风险。

2. 什么是避孕药品不良反应

药品不良反应是指合格药品在正常用法用量下出现的与用药目的无关的有害反应。人们常说的"副作用"就是指药品不良反应。学术上,药品的副作用只是药品不良反应的一种,也叫副反应,是指药品按正常用法用量使用时所出现的与药品的药理学活性相关,但与用药目的无关的作用。药品不良反应除了副作用,还包括毒性作用、后遗效应等。

避孕药品大多数由人工合成的孕激素与雌激素组成的复方制剂,外源性人工合成的激素对机体的作用与女性内源性激素有所差异,可引起不良反应的发生。

3. 避孕药品的不良反应有哪些

避孕药品多数由雌激素和孕激素配伍组成,在达到避孕目的的同时,雌激素相关的不良反应有恶心、呕吐、头痛、头晕、乳房增大或触痛等类早孕反应,多发生在刚刚开始用药时;孕激素相关的不良反应有乳房触痛、头痛、乏力、嗜睡等,在用药一段时间后发生;有些人会发生用药期间阴道点滴出血或突破出血,或经量减少、停经等,多数情况与漏服有关,少数与激素含量不足以维持子宫内膜的完整性有关。大多数避孕药品不良反应随服药时间延长而改善或消失。

4. 正确阅读避孕药品说明书是安全用药的前提

在我国,多数避孕药品为非处方药,主要由社区,包括乡镇和村的医生或药具管理人员提供,或者在药店销售。药品说明书是基于科学研究数据总结形成的包含药品安全性和有效性等重要信息的法定技术文件,是指导医药专业人员和患者安全合理用药的重要依据。认真细致阅读避孕药品说明书是安全用药的前提。药品说明书包括【药品名称】【成分】【适应证】【用法用量】【不良反应】【禁忌】【注意事项】【药物相互作用】等。在用药前应认真阅读说明书,严格按照说明书上列出的用法用量使用,【不良反应】【禁忌】【注意事项】【药物相互作用】等内容与用药安全密切相关,通过阅读说明书应知道需要避免什么。使用避孕药的同时还要使用其他药物时,要格外小心,建议询问医生,避免给自身健康带来隐患。对说明书中不明白的内容应及时咨询药师或医生。

5. 合并用药容易出现哪些问题,如何处理

服用短效口服避孕药的女性出现呼吸道感染或消化道感染时,需要同时服用其他药物,如抗感染药物,此为合并用药。药物之间相互影响和干扰可能改变药物效果或者安全性。合并用药的品种越多,药物之间可能出现相互作用的概率越大,引起不良反应的可能性更高。因此,联合用药需谨慎,如确需合并用药建议咨询医生。

以常见的避孕药品"复方孕二烯酮片"为例,其说明书中【药物相互作用】如下:三乙酰竹桃霉素与复方口服避孕药同时使用,可能会增加肝内胆汁淤积症的发生风险;抗生素尤其是广谱抗生素,药酶诱导剂如利福平、苯巴比妥、苯妥英钠等药物降低复方孕二烯酮片的避孕效果;复方孕二烯酮片又可能影响其他药物的疗效,使抗高血压药、抗凝血药以及降血糖药的作用减弱,使三环类抗抑郁药疗效增强。上述药物应避免与复方孕二烯酮片等含激素的避孕药同时服用。

某些降低避孕效果的药物，可能导致避孕失败而发生意外妊娠，而短效口服避孕药又可能使其他治疗药物的药效减弱，进而加重病情。从避孕效果与疾病治疗效果及用药安全性角度考虑，有上述情况的妇女应停用口服避孕药，更换其他适宜的避孕方法。

6. 自行超剂量服用避孕药品的潜在风险

复方短效口服避孕药应按照正常用法用量服用。目前我国市场上均为低剂量雌激素短效口服避孕药，如复方炔诺酮片，每片含炔雌醇 35μg；复方左炔诺孕酮片，每片含炔雌醇 30μg。对口服避孕药的研究发现，有些妇女连续服用避孕药多年后，出现经间期点滴出血的问题，意识到可能是避孕药的激素剂量已不足以维持正常的月经周期，凭经验擅自加量，有的增加半片，有的增加一片。尽管月经周期可能恢复正常，但由于每日进入体内的雌激素含量上升到 40~60μg（每片含雌激素 50μg 以上为高剂量雌激素口服避孕药），同时孕激素剂量也相应增加，长期服用将会升高药物不良反应的发生风险，如体重增加、血压与血脂升高、血栓栓塞等。

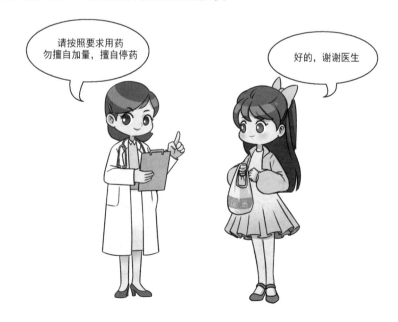

7. 避孕药品的获益与风险

一般来说,获益是指药品疗效,风险是指药品的安全性,主要是药品不良反应。药品的获益越高,风险越低,获益风险比越好。避孕药品与其他药物一样,具有双重性,既有有效的避孕效果,又有可能对人体产生有害作用。随着医药科学的发展,自避孕药上市以来最显著的变化是避孕药品的更新换代。目前常用的避孕药获益极高,短效口服避孕药的避孕效果高达 99%。避孕药品的风险主要表现为不良反应,正确使用的情况下不良反应程度较轻,通常称副反应或副作用,一般不需要处理可自行缓解,严重不良反应发生率很低,比较罕见。

8. 避孕药具的适用人群与不适用人群

我国通常将避孕方法的适用性情况分为 4 级:适用、慎用、不宜使用和禁用。本手册将其归纳为适用人群与不适用人群。

适用人群中存在慎用的情况。以复方短效口服避孕药为例,一般来说,要求避孕的健康育龄妇女都可使用短效口服避孕药,但在某些情况下需要谨慎使用。慎用通常针对生理上的特点或病理上的原因,一些人群在使用短效口服避孕药时,比一般人群更容易出现不良反应或严重不良反应,因此用药应格外小心谨慎。在基层,不建议有慎用情况的妇女使用短效口服避孕药,如使用则为高危对象,需谨慎并加强随访。例如身体质量指数(又称体重指数)≥ 30kg/m²,有妊娠期血压升高史(目前血压正常)的妇女为短效口服避孕药的慎用对象,如果坚持要用,应在医生的指导下权衡利弊后谨慎使用,一旦出现问题应及时停药并咨询医生。

不适用人群包括不宜使用和禁止使用。如有高血压病史的妇女为短效口服避孕药的不宜使用对象,服药后有血压升高的风险。说明书中列出的禁止使用该类药品的人群的疾病状态、伴随的其他治疗、合并用药、特殊警告、注意事项等提示,均应严格遵守。不遵守禁用规定很可能会引起严重不良反应或毒性反应。例如有重度肝硬化患者禁止使用短效口服避孕药,如使用可能会加重病情;心脑血管疾病患者禁止使用短效口服避孕药,如使用可能使静脉血栓栓塞或脑卒中的风险升高。在实际应用中应以药品说明书为依据,更重要的是应在专业人员的指导下应用。

9. 有吸烟饮酒嗜好的女性尽量不用口服避孕药避孕

早期的研究结果表明,使用复方口服避孕药的吸烟女性患心血管疾病的风险增加,且随着年龄的增长疾病风险增加,尤其是心肌梗死的风险增加;随着每天吸烟数量的增加,相关风险也增加;使用低剂量口服避孕药,梗死性脑卒中的风险增加。根据上述研究结果,世界卫生组织明确提出,年龄 ≥ 35 岁、每天吸烟 <15 支,为口服避孕药的相对禁忌证;年龄 ≥ 35 岁、每天吸烟 ≥ 15 支,为口服避孕药的绝对禁忌证。

酒中含有乙醇,乙醇除了加速某些药物在体内的代谢转化,降低疗效外,也能诱发药品不良反应。长期饮酒可能引起肝功能损伤,影响肝脏对药物的代谢功能,可能使避孕药的不良反应发生风险增加。因此,建议使用避孕药品的妇女最好不要吸烟饮酒,有吸烟饮酒嗜好的女性尽量不用口服避孕药避孕,可选择其他适宜的避孕方法。

10. 备孕期间与孕期尽量不要用药

备孕期间与孕期用药可能对胎儿有影响。2018 年《柳叶刀》子刊发表了一篇丹麦全国性的人群队列研究。研究随访了丹麦 1996—2014 年出生的 118 万名儿童,累计观察 1 111 万人年("人年"是计算单位,如 1 个人生存 1 年是 1 人年,2 个人生存了 0.5 年也是 1 人年)。研究数据显示,怀孕前 3 个月内使用复方口服避孕药可能增加儿童发生非淋巴样白血病的风险,怀孕期间使用复方口服避孕药,则儿童发生非淋巴细胞样白血病的风险可能进一步升高。该研究中儿童白血病的发生率很低(未使用复方口服避孕药的妇女的孩子,9 年随访期间,非淋巴细胞样白血病的发生率 <1/10 万人年),与

复方口服避孕药有关的风险在 10 万例中可能仅增加 2~3 例,但提示了备孕期间的用药安全。从优生的角度出发,需要避免任何可能的风险。一直以来,我国复方左炔诺孕酮说明书的注意事项明确:如欲怀孕,应停药并采取其他避孕措施,停药半年后再怀孕。

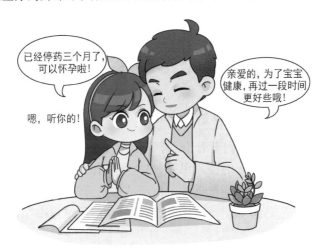

11. 紧急避孕药不能作为常规避孕药使用

将紧急避孕药作为常规避孕药使用是避孕方法的误区。紧急避孕药是通过干扰妇女生殖周期而起作用,通常是在一次无防护的性生活后使用,对服药后发生的性行为无避孕作用,如果再次有性生活,还需要重新服用。因为紧急避孕药的孕激素含量是单片常规避孕药的 5~10 倍,如果频繁地服用紧急避孕药,多次大剂量的激素会对机体产生一定的副作用,可能影响肝肾功能,导致内分泌失调,引起月经紊乱,或导致不规则的阴道出血或闭经。

紧急避孕药必须在性生活后 72 小时内服用,服用越晚,避孕效果越差。一项调查显示,97% 紧急避孕失败的女性在购买药物时,没得到正确的使用指导。有些女性误以为只要在吃药后 72 小时内过性生活,就不会怀孕。临床上,因为这样错误用药而意外妊娠的女性也比较多。国外的一项研究认为,妇女服用紧急避孕药后进行没有保护措施的性生活比没有用紧急避孕药的妇女更有可能怀孕。有研究表明,反复使用紧急避孕药的妇女比持续使用其他避孕方法的妇女更有可能发生意外妊娠。由于避孕失败而导致的人工流产数量近年来正逐步上升。人工流产手术调查中发现,超过10%的意外妊娠是由紧急避孕失败所造成的。紧急避孕药的有效性并不高,反复、长期滥用紧急避孕药可增加意外妊娠的风险,人工流产次数越多,危害越大,可伤害子宫内膜及子宫肌层,影响生育能力。因此,紧急避孕药不能作为常规避孕药使用。

12. 避孕器具存在使用风险

避孕器具包括宫内节育器、避孕套、宫颈帽、阴道环等。任何医疗器械产品都有一定的使用风险,被批准上市的避孕器具只是"获益大于风险"的产品,即被批准上市产品在现有认识水平下,相对符合安全使用的要求,但并非绝对安全,在临床应用过程中存在一定的风险。

13. 避孕器具不良事件

避孕器具不良事件,指已上市的避孕器具在正常使用情况下发生的,导致或者可能导致人体伤害的各种有害事件。如放置节育器后出现的出血、疼痛、脱落、带器妊娠、变形、移位、感染等。近年来,随着新材料的出现,节育器的形态不断改进,种类也越来越丰富,上述不良事件的发生率明显下降。

14. 避孕套的认识误区

避孕套又称安全套,在避孕的同时还有预防性传播疾病及艾滋病病毒感染的作用,有"双保险"的说法。其实,普通的天然胶乳或合成乳胶避孕套在国家医疗器械管理类别中属于第二类医疗器械,不含药物,非无菌提供。极少数避孕套含抗菌药物或消毒剂等则属于第三类医疗器械,有抗菌杀精作用,但不一定是针对某些感染疾病的有效药物。因此,患有生殖道感染疾病或宫颈炎症的女性为避免发生上生殖道感染(盆腔炎性疾病,包括子宫内膜炎、输卵管炎等),建议在感染期停止性生活。

同样,避孕凝胶产品涂布于宫颈外口后穹窿,也称女性液体避孕套。在预期用途中明确有杀精或阻碍精子前进的作用,但并未提及其对性传播疾病病原体及艾滋病病毒的隔离或杀灭作用。因此,性生活时,女性如有生殖道感染疾患或宫颈炎症,或存在性传播疾病病原体及艾滋病病毒感染的风险,建议在感染期停止性生活。

15. 避孕药具使用后失败的处理及求助途径

避孕药具使用失败后最常见的问题是意外怀孕,如果是安全期、体外排精或避孕套使用不当所致的意外怀孕,这些避孕方法对胎儿没有什么影响,如果有生育意愿,经过相关专科医生咨询与检查后,确定胎儿发育正常可以继续妊娠。如果是节育器避孕失败发生意外妊娠,原则上建议尽早终止妊娠,同时取出节育器。

避孕药具使用失败后通常用人工流产的方式进行处理。人工流产可分为手术流产与药物流产两种。3个月以内的早期妊娠可用手术流产(10周内负压吸宫术),7周以内的早期妊娠可用药物流产,效果比较好,成功率也比较高。如果宫内妊娠8~16周,妇女自愿要求用药物终止妊娠,应前往具备住院条件与抢救条件的县级及以上医疗机构。

有数据显示,我国因避孕失败发生非意愿妊娠而进行补救性人工流产的比例高达40.39%。人工流产存在对女性健康和生育能力严重损害的风险,可能发生出血、子宫穿孔、感染、输卵管阻塞、宫腔粘连、子宫内膜异位症等并发症,还可能导致女性继发不孕,多次重复人工流产也会增加自然流产、早产、胎盘异常及低体重儿等不良妊娠结局的发生风险,危害母婴安全。

因此,因避孕药具使用失败发生意外怀孕需要处理的妇女,应去正规的市、县各级妇幼健康服务机构,或设有妇科、产科、计划生育科的医疗卫生机构(综合医院),以提高手术的安全性,降低人工流产对生殖健康的不良影响。

16. 避孕药具出现可疑不良反应与不良事件的报告途径

使用避孕药具时出现可疑不良反应与不良事件时,应该及时向有关的妇幼健康服务机构、医疗卫生机构报告。如短效口服避孕药所致的血压升高、体重增加、服药期间出血等;节育器使用者出现意外妊娠、脱落、感染、节育器异位、子宫穿孔等,应去放置节育器的妇幼保健院或医院,向医生报告并及时获得处理。

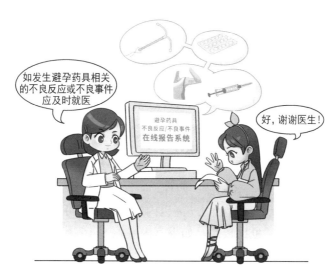

17. 避孕器具发现质量问题的投诉方法

如果发现避孕器具有质量问题,如避孕套破损,可向避孕药具发放部门或销售部门投诉,通过电话投诉、书面投诉、网络平台或微信公众号的方式投诉,促进生产企业与相关监督管理部门做出相应的处理,以提高产品质量,为避孕安全提供保障。

18. 安全有效使用避孕方法是自身健康和家庭幸福的保障

避孕药具是完全不同于临床预防、诊断和治疗疾病的一类特殊的药品与器具。因为使用者是具有正常生育能力的健康人群,使用的主要目的是实现生育调节,且具有使用人群广、使用周期长、技术标准高的特点,因此,对避孕药具来说,最主要的指标有两项,一是安全,二是有效,并且安全重于有效。使用者在选择避孕药具前需要对避孕方法有科学的全面的了解,做到知情选择;使用时坚持定期随访,如有任何问题,无论是使用问题还是健康问题,应立即咨询相关医护人员,有些影响健康的问题需要进行相关的医学检查或治疗,在医学指导下停用该种避孕方法或转换其他适宜的避孕方法。安全有效使用避孕方法可促进身心健康、提高生活质量、保障家庭幸福。

(李 瑛 田春华)

第二章　常用及新型避孕方法

第一节　宫内节育器

宫内节育器(简称"节育器")就是老百姓平时说的"环儿",为了让大家更全面、准确地了解节育器,在本《手册》中我们还是使用"节育器"这个名称。

1. 什么是宫内节育器

节育器是放置在女性子宫里的小器具,绝大多数节育器具有用金属或高分子材料做成的支架,带有铜丝/铜套、药物或孕激素,主要通过阻止受精和受精卵着床发挥避孕作用。节育器需要经过医疗检查后由医护人员放置和取出,节育器的种类很多,且各有特点,选择节育器和放置节育器后定期随访,都需要去医院,得到医护人员的咨询指导。

节育器用于避孕已有一百多年的历史,种类多达几十种,可以按形状分类,也可以按放置方法分类,但最公认的是按节育器中所含的成分进行分类。

(1)惰性节育器:我国最早使用的节育器由不锈钢螺旋制成圆形,称为金属单环,不含任何生物活性物质,是惰性节育器的代表产品。其他惰性节育器还有麻花环、不锈钢宫形节育器等。由于这类节育器的妊娠率和脱落率都比较高,现在已经不再生产使用。

(2)活性节育器:与惰性节育器相对应的是活性节育器,也就是说,节育器含有铜、药物或孕激素,根据其所含活性物质分为下列3类:

● 含铜节育器:目前使用最广泛的一类活性节育器,在节育器支架上加有铜丝或铜套,常用的有含铜宫腔形节育器及 TCu380A、

MCu375（母体乐 Cu375）等。

● 含铜含药节育器：在含铜节育器的基础上，加载能够控制月经出血量增多的药物（吲哚美辛），称为含铜含药节育器，有活性 165、含药铜宫腔形及活性 γ 型节育器等多种类型。

● 释放孕激素节育器：由高分子材料制成 T 形支架，纵臂为缓释系统，可以将孕激素缓慢恒定地释放到子宫腔内，不仅提高了避孕效果，还可明显减少出血。目前我国使用品种每日的释放量为 20μg。

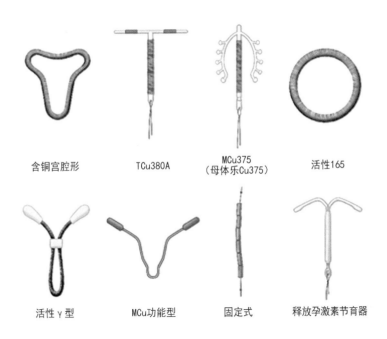

含铜宫腔形　　　TCu380A　　　MCu375　　　活性165
　　　　　　　　　　　　　（母体乐Cu375）

活性 γ 型　　　MCu功能型　　　固定式　　　释放孕激素节育器

2. 避孕作用

早期使用的惰性节育器，置入宫腔内作为异物会造成无菌性炎症，改变宫腔的内环境，干扰受精和着床。惰性节育器还可通过物理性占位作用，阻止受精卵着床。20 世纪 70 年代后，人们发现在节育器上加载铜丝或铜套，可通过铜离子对精子的杀伤加强抗受精作用，而且铜离子也具有杀伤受精卵的作用。铜离子对宫腔内环境的进一步影响,增强了节育器的抗着床作用。

释放孕激素节育器的避孕机制与含铜节育器有很大不同,尽管释放到宫腔的孕激素剂量非常低,但足以使宫颈黏液变稠并抑制子宫内膜的增生,前者阻止精子与卵子的结合,后者则在万一受精成功的情况下,阻止受精卵着床。另外,在放置释放孕激素节育器的早期,部分女性的排卵功能还会被暂时抑制,使避孕的效果更加可靠。

3. 使用效果

世界卫生组织提供的含铜节育器,使用第一年的妊娠率(避孕失败率)为 0.8 每百妇女年(也就是说,每年每 1 000 例使用含铜节育器的妇女中大约有 8 例会怀孕),释放孕激素节育器为 0.2 每百妇女年,均低于 1.0 每百妇女年,都属于高效的避孕方法。需要说明的是,放置节育器后,除可能出现节育器仍在宫腔内,但有妊娠发生(称为带器妊娠)的情况外,还有发生率相对更高的其他终止使用的情况,最主要的为脱落和因症取出。脱落可包括多种情况,完全脱落指节育器排出宫颈外口,部分脱落指节育器的一部分排出宫颈外口。下移取器是指在超声观察下节育器的位置下移,并因此而取出。另外,还有使用节育器的妇女,怀孕时节育器已不在宫腔内,提示妊娠可能发生在未被察觉的节育器脱落后,这种情况被称为意外妊娠。因症取出主要包括因疼痛/出血、盆腔感染或节育器异位等取器,临床上最常见的为因疼痛和/或出血取出。脱落和因症取出率也是评价节育器性能的重要指标。

4. 宫内节育器的优点与局限性

在我国,采取避孕措施的已婚育龄妇女中,近一半都在使用节育器,其受人欢迎的原因如下:

(1)高效:多数节育器,100 位妇女使用第一年时,只有不到 1 例会妊娠,按世界卫生组织的标准属于非常有效的避孕方法。

（2）长效：含铜节育器通常可以有效避孕 5~10 年，释放孕激素节育器可以避孕 5 年。

（3）简便：节育器一旦放置，不需要再使用其他避孕方法。除定期随访外，没有更多的就诊需要，减少使用者时间、精力和费用上的付出。

（4）作用可逆：节育器对女性生育能力和其后怀孕的子代没有不利影响，取出后即可备孕。

妇女放置节育器后，如果没有预防性传播感染的需要，其配偶无需采取其他避孕措施，故男性也很欢迎妻子用这种避孕方法。

节育器的优势明显，但也存在一定的局限性，例如需要通过手术放置和取出，在医疗条件有限的地区，会限制节育器的使用。

5. 适用人群与不适用人群

（1）适用人群

妇女在打算使用节育器时，常常会担心自己是否适合使用节育器。其实，大多数妇女都可以安全和有效地使用节育器，世界卫生组织建议下列情况可以使用：

- 未婚或未育；
- 任何年龄，包括青年和 40 岁以上的妇女；
- 刚刚经历人工流产手术（如果没有感染的征象）；
- 正在哺乳；
- 做重体力劳动；
- 曾患有盆腔感染性疾病；
- 曾患有阴道感染；
- 感染 HIV 或正在接受抗逆转录病毒治疗且临床情况良好（详见第三章第六节相关内容）。

节育器需要到医院放置，医护人员会做进一步的咨询指导和医学检查。

（2）不适用人群

少数不适合使用节育器的妇女中，一些人对存在的下述情况已经

知晓,另一些人则需经过医生的问诊或检查才能发现,这些情况包括:

- 患有各种严重的全身急慢性疾病,如心功能不全、血液疾病及各种疾病的急性期等;
- 患有生殖器官肿瘤,如子宫肌瘤、卵巢囊肿等,需经过妇科检查,由医生判断是否可以放置;
- 生殖器官畸形,如子宫纵隔、双子宫、双角子宫;
- 生殖器官炎症,如急慢性盆腔炎、阴道炎、急性宫颈炎和严重宫颈糜烂及性传播疾病等,需经过治疗,由医生决定是否可以放置;
- 近期有不明原因的子宫异常出血,如月经频发或不规则出血等,需告知医生,待除外异常情况后再放置;
- 中度贫血(血红蛋白 <90g/L),不宜放置含铜节育器,但可选择释放孕激素节育器;
- 曾经发生过宫外孕(异位妊娠);
- 对铜过敏的妇女,不能放置含铜节育器。

6. 如何使用

(1)放置宫内节育器的术前就诊

打算放置节育器的女性,即使自己已经做出决定,也应去医院就诊,接受医护人员的咨询指导和进行常规医学检查。就诊的时间应避开经期,以方便接受妇科检查。节育器是长期使用的避孕方法,最好夫妇双方共同就诊,一起做出决定。就诊的目的和内容如下:

- 了解你的健康状况、婚育避孕情况、近期的生育计划等,如认为适合使用节育器,排除使用的禁忌情况。
- 进行必要的全身和妇科检查,采集阴道分泌物做实验室检查,取静脉血做常规检查,必要时做盆腔超声检查或尿妊娠试验。这些检查对于进一步除外节育器使用的禁忌情况,安全使用节育器非常重要。
- 在确认你适合选择节育器的基础上,医护人员会进一步详细地介绍节育器的相关信息,包括可选择的节育器产品及如何获得免费基本避孕服务,并回答你和配偶提出的问题,帮助你们做出知情选择。

● 预约放置节育器的时间和术前注意事项,简要解释放置过程。

● 多数医疗机构可提供免费的避孕科普资料,最好带回家仔细阅读或观看。

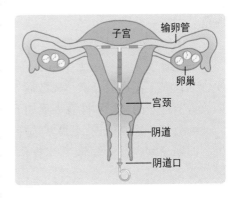

(2)总有一种宫内节育器适合你

前面说到,节育器的种类很多,具体到每位妇女适合选择哪一种节育器,需要与医护人员进行个性化咨询。即使有过带器妊娠、带器后月经特别多等经历,也并不意味着你不再适合使用节育器。目前可以选择的节育器有二三十种,各有特点,了解各种产品,总会找到一种适合你的节育器。

● 年轻或曾经带器妊娠的女性,一般生育能力强,容易怀孕,可选用铜表面积较大的节育器,如含铜宫腔形节育器、TCu380A、MCu375(母体乐 Cu375)等。这些节育器名称里的数字代表的是所含铜的表面积,单位是平方毫米,数字越大,铜表面积也越大,避孕效果也越好。

● 有节育器脱落史的女性,可选择能够固定在子宫底部的固定式节育器或以记忆合金为支架的节育器,这类节育器的产品有多种,如MCu 功能型、活性 γ 型记忆合金、VCu 节育器等。固定式节育器采用特殊的放置技术,降低节育器的脱落率。记忆合金则是利用其物理性能特点,使节育器能够在宫腔里保持更好的形状和位置,减少脱落。

● 以前放节育器后月经增多较明显或平时月经较多的女性,可以选用含铜含药节育器,如活性 165、含药铜宫腔形、元宫型及活性 γ 型节育器。

● 月经过多,特别是因此贫血的女性可选用释放孕激素节育器,这种节育器具有治疗特发性月经过多的作用,也就是没有明确器质性病变的月经过多,效果非常显著。

- 足月分娩后即时,可以选用专门用于产后即时放置的固定式节育器,这种节育器带有高分子材料制成的固定锥,可减少放置后的脱落。

（3）何时放置宫内节育器

如能证实未怀孕及无生殖道感染的风险,在月经周期的任何时候、产后、人工流产后及避孕失败 5 天内均可放置节育器。不同时期放置节育器的益处和注意事项如下:

- 月经干净 7 天内,是最常选择的放置时期,又称为月经间期放置。此期子宫内膜比较薄,手术操作引起内膜损伤轻微,并可极大程度地避免妊娠。

- 月经期,此期放置节育器的优点是:①子宫口微开、松弛,容易放置;②可以排除妊娠;③可以避免放置节育器后引起出血的顾虑。月经期放置节育器并不会增加感染的发生。

- 分娩 6 周后,子宫已恢复至正常大小,无论阴道分娩还是剖宫产后,也无论是否哺乳,均可放置各种节育器。

- 人工流产后即时,负压吸宫手术顺利,可于手术同时放置节育器。

- 产后即时,如产程顺利,无大出血和感染风险,阴道分娩和剖宫产后均可放置节育器,也称胎盘娩出后即时放置。此期是经产妇女落实避孕措施的最好时机。但放置一般的节育器脱落率较高,专门用于产后放置的固定式节育器,能够将节育器固定于子宫底部,可有效降低脱落率。

- 无保护性生活后 5 天内,放置含铜节育器是一种有效的紧急避孕措施。

7. 手术后注意事项

放置节育器后,医护人员会向放置节育器的妇女告知并发放书面的注意事项,应该遵照执行。

- 放置后,可能有少量阴道出血及下腹不适感,此为正常现象,不必过于担心。

- 一周内不做过重的体力劳动,避免盆腔充血。

● 两周内不宜进行房事和盆浴,保持外阴清洁。

● 注意放置节育器的种类(形状、含铜或含铜含药)、是否带有尾丝、使用年限、随访时间。如果为带有尾丝的节育器,经期不宜使用阴道棉塞。

8. 常见的副作用及处理

节育器被放置到子宫腔内,作为外来的异物会导致身体产生不同的反应,称为副作用。节育器的常见副作用为子宫异常出血、疼痛和阴道分泌物增多。这些常见副作用都会随着身体对节育器的逐渐适应而减轻甚至缓解。

(1)子宫异常出血:也被医生称为月经模式改变,是放置节育器后最常见的副作用,表现为月经量增多、经期延长、周期缩短和不规则出血。释放孕激素节育器主要表现为不规则出血和点滴出血。

临床研究发现,当妇女月经血量超过 80ml 时,可使体内铁储备下降甚至发生贫血,影响健康。出血多也易使节育器脱落或使妇女要求取器,限制了节育器的使用,因此应去医院就诊。经治疗无效或血红蛋白明显降低时,可考虑取出节育器,改用含铜含药节育器或释放孕激素节育器。少量不规则出血和点滴出血虽给妇女带来不便,但对健康无严重影响,无需担心。

(2)疼痛:表现为平时的下腹或腰骶部疼痛,或月经前、经期的腰腹疼,多为轻中度疼痛,难以忍受时,服用前列腺素合成酶抑制剂可缓解疼痛。

(3)阴道分泌物增多:放置节育器后初期较为常见,如阴道分泌物性状无明显异常,一般无需治疗。

9. 健康益处与风险

节育器不增加生殖系统肿瘤的发生风险,甚至有研究发现,含铜节育器可降低子宫内膜癌的风险。节育器取出后,妇女的生育能力随即恢复,即可备孕。节育器在我国作为最主要的避孕方法已广泛使用近 60 年,其安全性已经得到充分的证明。

节育器的健康风险主要为与放置／取出手术相关的不良结局或节育器与子宫相互作用所导致的不良结局。与放置／取出手术相关的不良结局包括严重的出血、子宫穿孔、感染等，节育器与子宫相互作用所导致的不良结局包括节育器变形、部分异位、完全异位于盆腔等。与放置／取出手术相关的不良结局一般会在医护人员的监控和随访中得以早发现早处理，一般不会造成严重后果。

10. 如何随访与取出／更换

（1）随访

● 常规随访时间为放置节育器后第 1 次月经后，之后如无异常应每年随访 1 次，直到停用。

● 随访内容为了解主诉和月经情况，做妇科检查及节育器位置的判断（包括观察尾丝的长度及其变化、B 超检查、X 线检查等），测定血红蛋白，如有异常，医生应及时给予相应处理。

特别需要注意的是，在使用节育器过程中，如果出现出血多、不规则出血或停经、腹痛、发热、白带异常等情况，应及时去医院，以排除妊娠（包括异位妊娠）、盆腔感染等情况，争取及时诊断、及时治疗。放置节育器后如能定期随访，或在出现较明显的异常出血、疼痛时及时返诊，有助于降低副作用对健康的影响。

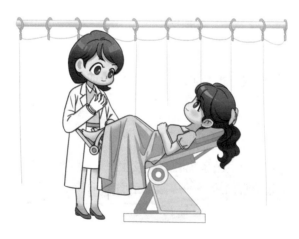

(2)节育器的取出或更换

放置节育器后,在有效使用年限到期之前取出的情况很常见,例如使用者因为不能耐受副作用要求取出,或避孕失败发生妊娠,还可能因为节育器下移或部分脱落。生育政策调整后,因计划妊娠要求取器的人数明显增加。含铜节育器的有效使用期限一般为10年,释放孕激素节育器的使用年限为5年,因使用期限已满要求取出节育器的情况也很常见。再有就是围绝经期妇女的生理原因取器。除计划妊娠和围绝经期取器外,因其他原因取出节育器的妇女都依然存在继续避孕的需求,因此在取出节育器之前,应该主动与医护人员讨论取器后避孕方法的选择和落实。在取出节育器的同时再放置一个新的节育器,操作简便,减少就诊和手术操作的次数,方便经济,是很好的选择。

一般情况下,节育器取出手术的时间在月经干净后7天内为宜,使用者应提前就诊进行咨询和医疗检查,并预约手术时间。围绝经期妇女应于绝经(最后一次月经)后1年内取出节育器,绝经2年后取出节育器会增加取出困难的发生率,最好到医疗条件较好的二级及以上医疗机构,由有经验的医务人员充分准备的情况下取器。

11. 解疑释惑

(1)放置宫内节育器后怀孕怎么办?

原则上建议终止妊娠并取出节育器。目前使用的均为活性节育器,除铜、药物、孕激素对胎儿的不利影响还不能确认外,还发现带器妊娠会增加自然流产和宫内感染的风险。考虑到母婴安全,原则上建议一旦发现带器妊娠,尽早终止妊娠,同时取出节育器。

(2)宫内节育器会增加异位妊娠的风险吗?

不会。相反,使用节育器能明显降低异位妊娠的风险。美国没有使用避孕方法的妇女中,异位妊娠率是每年每10 000位妇女中65例,而在节育器使用者中,异位妊娠率是每年每10 000位妇女中12例。尽管异位妊娠在节育器的使用者中相当少见,但异位妊娠可能威胁生命。因此,节育器使用者应对异位妊娠有所警惕,若有月经延迟、异常的不规则阴道出血、腹痛等,应尽早去医院就诊。

(3)宫内节育器会增加盆腔感染的风险吗?

不会。国内外研究一致认为,使用节育器本身并不增加盆腔感染的风险,包括使用带有尾丝的节育器。而且,使用释放孕激素的节育器,还因为孕激素可使宫颈黏液变稠,阻止下生殖道病原微生物进入宫腔,降低盆腔感染的风险。放置节育器的手术,有可能会使女性自身存在的病原微生物上行至宫腔,引发感染,但发生这种情况的概率很低。因为,一是放置节育器之前的妇科检查会发现生殖道存在的感染,并在治疗后才能放置节育器;二是对手术的感染控制非常严格。临床上一般将放置节育器后 2 周内的盆腔感染视为与放置手术相关。

既然节育器不会增加盆腔感染的风险,在使用节育器的过程中,如果发生盆腔感染,也不必急于取出节育器,积极治疗即可。

(4)宫内节育器会导致妇女不孕吗?

不会。尽管妇女的生育力随着年龄的增长而下降,但一旦取出节育器,即能像未使用节育器的妇女一样很快恢复生育能力。有研究表明,使用节育器的妇女的不孕风险并未增加,包括年轻和没生过孩子的妇女。但是,无论是否放置节育器,如果妇女发生了盆腔感染性疾病而未经过治疗,则会有不孕的可能。

(5)已经绝经多年的女性一定要取出宫内节育器吗?

临床研究结果显示,绝经超过 2 年,节育器取出困难的发生率会明显增加,有些报道甚至高达 30%。研究还观察到,放置金属单环绝经后未取出节育器的妇女,与未放置节育器的对照组相比,肿瘤或盆腔感染的发生率并无增加。鉴于上述研究结果,中华医学会给出的建议是"如果绝经时间较长,且无明显临床症状,生殖道明显萎缩,经评估认定节育器取出困难,手术风险极高,原则上可以不取出节育器,但必须告知服务对象保持随访"。

(吴尚纯)

第二节 口服避孕药

1. 什么是口服避孕药

作为常规避孕方法使用的口服避孕药主要指复方短效口服避孕药与复方长效口服避孕药,也有单孕激素制剂。复方短效口服避孕药为含有两种低剂量激素的药片——人工合成的孕激素与雌激素,这两种激素与妇女体内天然的孕激素与雌激素相似。雌激素成分主要为炔雌醇,孕激素成分各不相同,可以构成不同配方及剂量,一般需要每日连续服用。

复方长效口服避孕药由速效强力的人工合成孕激素与长效雌激素制成,服药一次可避孕一个月,长效雌激素为炔雌醇环戊醚,简称炔雌醚。由于长效口服避孕药所含的雌激素剂量较大,与静脉血栓栓塞及心脑血管疾病有关,存在安全隐患,临床不提倡使用。

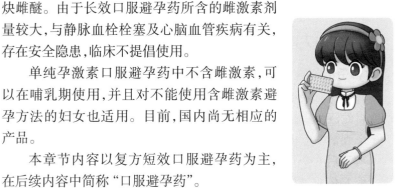

单纯孕激素口服避孕药中不含雌激素,可以在哺乳期使用,并且对不能使用含雌激素避孕方法的妇女也适用。目前,国内尚无相应的产品。

本章节内容以复方短效口服避孕药为主,在后续内容中简称"口服避孕药"。

2. 避孕作用

口服避孕药的主要避孕作用是抑制排卵;还可通过改变子宫颈黏液性状,抑制精子穿越;改变输卵管功能,影响精子运行;改变子宫内膜形态及功能,不利于受精卵着床等诸多环节共同作用达到避孕的目的。

3. 使用效果

口服避孕药为高效避孕方法,理论失败率为0.3%,其避孕有效率可达99%以上(需要始终严格按照药品说明书坚持和正确使用),但人群使用的实际有效率为92%。影响口服避孕药有效性的因素很多:如使用者漏服、因呕吐或腹泻影响有效药物剂量、肥胖、药物之间的相互作用等,都可能影响口服避孕药的避孕效果。

4. 优缺点

(1)优点:口服避孕药可由妇女自行控制,可随时停用,无需医护人员提供帮助,不影响性生活,因此成为全世界最受欢迎的一种避孕方法,全球1亿多妇女在使用。口服避孕药除避孕作用外,还有许多避孕以外的健康益处。

(2)缺点:口服避孕药必须每天坚持服用,一次大意就有避孕失败的风险;有些用药者服用初期会出现恶心、体重变化、乳房胀痛等不适现象;一旦准备受孕,需停药后一段时间才适宜受孕。

5. 适用人群与不适用人群

(1)适用人群

几乎所有要求避孕的健康育龄妇女,包括有或没有孩子、人工流产或自然流产后,都可以安全有效地使用口服避孕药。

下列情况应慎用:

- 产后6个月以上的母乳喂养者;
- 身体质量指数(体重指数)$\geqslant 30kg/m^2$;
- 妊娠期血压升高史(目前血压正常);
- 深部静脉血栓/肺栓塞家族史(指患者的父母、同胞和子女);
- 轻度偏头痛,但无局灶性神经症状;
- 较大手术期间等情况。

存在上述情况的妇女应咨询妇幼保健机构或相关医院专科医生,主动告知自己的健康状况、相关症状体征与家族史等信息;如果坚持要用,应在医生的指导下权衡利弊后谨慎使用,一旦出现问题应及时停药并咨询医生。

(2)不适用人群(包括不宜使用和禁止使用)

在少数不适合使用口服避孕药的妇女中,一些人对存在的下述情况已经知晓,另一些人则需经过医生的问诊或检查才能发现,这些情况包括:

● 妊娠、年龄 ≥ 40 岁、年龄 ≥ 35 岁且吸烟、产后 6 周以内的母乳喂养者、经历大手术且长期不能活动、长期服用巴比妥类 / 利福平等药物;

● 原因不明的阴道异常流血、严重偏头痛、高血压、高血脂等;

● 糖尿病、良性乳腺疾病、胆道 / 胆囊疾病、血栓性静脉炎 / 血栓栓塞性疾病、脑血管或心血管疾病、急慢性肝炎、肾脏疾病、肝肾功能异常等;

● 宫颈上皮内瘤变、乳腺癌、雌激素依赖性肿瘤、良 / 恶性肝脏肿瘤等。

如果自己知道存在上述情况或患上述常见全身疾病或妇科疾病的女性,则不应使用口服避孕药;如果有相关的症状或体征,但自己不能确定时,应及时到妇幼保健机构或相关医院专科就诊,明确疾病诊断,以便及时治疗,在医生的指导下选择适合自己健康状况的避孕方法。

6. 如何使用

选择口服避孕药的妇女须咨询当地妇幼保健机构或相关医院的专业人员(医生、护士和药师),在药房购买可以咨询药师,考虑获得的益处与相关的风险后做出选择。用药前应认真阅读药品说明书,严格按照说明书使用;最好进行初诊排查,以明确是否为口服避孕药的适用者;月经推迟者使用前需通过尿和 / 或血妊娠试验排除妊娠后方可使用。

(1)我国目前上市应用的短效口服避孕药

● 复方炔诺酮片:每片含炔诺酮 0.6mg,炔雌醇 0.035mg。

- 复方醋酸甲地孕酮片：每片含醋酸甲地孕酮 1mg，炔雌醇 0.035mg。
- 复方左炔诺孕酮片：每片含左炔诺孕酮 0.15mg，炔雌醇 0.03mg。

以上 3 种国产药物都是从月经周期第 5 日开始用药，一日 1 片，连服 22 日，不能间断，服完等月经来潮第 5 日继续服药。一般停药 1~3 日来月经，如停药 7 日月经未来，确认未妊娠后可以开始服下个周期的避孕药。如停经 2 个月以上，应做相应检查并排除妊娠。

- 复方左炔诺孕酮片 (21+7)：每板 28 片，含激素活性片 21 片，为淡黄色薄膜衣片，每片含左炔诺孕酮 0.15mg，炔雌醇 0.03mg；安慰片 7 片，为淡粉色薄膜衣片，是不含激素的空白片。月经来潮的第 1 日开始用药，一日 1 片，连服 21 日含激素活性片，不能间断，再服 7 日空白片后进入第二个服药周期（无论月经是否干净）；如果月经未来，确认未妊娠后可以开始服下个周期的避孕药。
- 左炔诺孕酮炔雌醇（三相）片：该药模拟女性生理周期激素分泌的变化，将一个周期的雌孕激素按周期变化分成 3 个阶段，3 种剂量配方依次服用。国产左炔诺孕酮炔雌醇（三相）片每 1 板上有 3 种颜色的药片：黄色 6 片（第 1~6 日），每片含左炔诺孕酮 0.05mg、炔雌醇 0.03mg；白色 5 片（第 7~11 日），每片含左炔诺孕酮 0.075mg、炔雌醇 0.04mg；棕色 10 片（第 12~21 日），每片含左炔诺孕酮 0.125mg、炔雌醇 0.03mg。该药按药品包装上箭头所指方向服用，首次服药从月经来潮的第 3 日开始，每晚 1 片，连续 21 日，先服黄色片 6 日，继服白色片 5 日，最后服棕色片 10 日。一般停药 1~3 日，月经来潮。停药 7 日后，按上述顺序服用下一周期避孕药。
- 复方孕二烯酮片：每板 28 片，其中 21 片为白色含激素复方孕二烯酮片，每片含孕二烯酮 0.075mg、炔雌醇 0.03mg，7 片为红色空白片（不含激素药物）。从月经来潮的第 1 日开始，每晚服 1 片白色激素药片，连续服药 21 日后，再服 7 日红色空白片。服空白片时月经会来潮。服完空白片后，接着服第 2 个周期的药，中间不停药。如停经，确认未妊娠后可继续服药。

(2) 我国目前由国外引进使用的口服避孕药

- 去氧孕烯炔雌醇片：每片含去氧孕烯 0.15mg、炔雌醇 0.02mg 或 0.03mg。
- 屈螺酮炔雌醇片：每片含屈螺酮 3mg、炔雌醇 0.03mg。

以上 2 种避孕药均为每板 21 片。从月经来潮的第 1 日开始，每晚服 1 片，连续服药 21 日不间断。停药 7 日后，接着服第 2 个周期的药。停药期间月经会来潮。如停经，确认未妊娠后可继续服药。

- 屈螺酮炔雌醇片（Ⅱ）：每片含屈螺酮 3mg、炔雌醇 0.02mg。每板 28 片，24 片含有激素的浅粉色薄膜包衣片，4 片不含激素的白色薄膜包衣片。从月经来潮的第 1 日开始，每晚服用 1 片浅粉色药片，连续服用 24 天，随后在第 25~28 天每日服用 1 片白色无活性片。服完空白片后，接着服第 2 个周期的药，中间不停药。必须按照包装所标明的顺序，每天约在同一时间服用。前 7 天中需要加用非激素避孕措施作为备用方法，如避孕套。

(3) 已在国外上市，国内市场未见的新型口服避孕药

新型口服避孕药包括仅含 0.01mg 炔雌醇的超低剂量口服避孕药；雌激素剂量逐渐降低，孕激素剂量逐渐升高的多相型口服避孕药（四相片）；全年只有 4 次月经出血的 84+7 天的服药方案；全年连续服用的口服避孕药，能使妇女整年没有月经出血长周期服药方案等。

7. 注意事项

口服避孕药常见的不良反应通常较轻，一般坚持正确服药几个月后可缓解或消失；严重不良反应很少见。

使用前须认真阅读药品说明书，了解如何正确使用口服避孕药，减少意外妊娠和不良反应的发生。

(1) 一般建议每天在同一时间服用，最好固定在每晚睡前，应注意不可随意更改服药时间，以保障避孕效果。无论当天是否有性生活，必须坚持服用。

(2) 避孕药片潮解或有裂隙时不宜服用，需服用同样的未受损的药片，以免影响避孕效果或引起不规则子宫出血。

(3) 漏服、迟服者应及时补服。漏服指使用口服避孕药的间隔时

间超过 24 小时;尽快补服,意味着同一天可能口服 2 片。

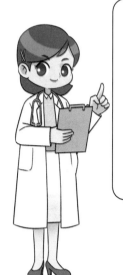

漏服、迟服的处理:

● 在任何1周迟服<24小时:尽快补服1片并继续每日1片用药直至本周期用药结束。

● 第一周漏服≥1片:尽快补服1片含激素药物并继续每日1片用药直至本周期用药结束。使用备用避孕方法达7日,如果近5日内有无保护性生活,考虑紧急避孕。

● 第二周或第三周漏服<3片:尽快补服1片含激素药物并继续每日1片用药直至本周期用药结束。丢弃所有不含激素药物,开始新的一个服药周期。

● 第二周或第三周漏服≥3片:尽快补服1片含激素药物并继续每日1片用药直至本周期用药结束。丢弃所有不含激素药物,开始新的一个服药周期。使用备用避孕方法7日,如果反复或持续漏服,可考虑紧急避孕。

(4)如有呕吐或腹泻,会影响药物的吸收,可能导致避孕失败,宜暂时加用其他避孕方法。

(5)使用利福平、抗生素、抗真菌药、抗惊厥药会降低口服避孕药的效果,如长期使用这些药物建议改用其他避孕方法;如短期使用,可在服用口服避孕药的同时加用其他避孕方法。

(6)可以安全使用很多年,不必定期停止使用,只有规律服药才能预防妊娠。

(7)不建议吸烟妇女使用口服避孕药。

(8)准备怀孕的妇女应停用口服避孕药一段时间后再怀孕,停药的具体时间因配方不同要求也不同,可仔细阅读药物说明书。

8. 常见的不良反应及处理

(1)短效口服避孕药不良反应

口服避孕药发生不良反应可能与避孕药中的雌激素与孕激素的

种类和剂量有一定关系,也可能与妇女自身对不同激素的反应差异有关。可能发生的最常见的不良反应如下:

- 与雌激素有关的不良反应:恶心、呕吐、头痛、头晕、乳房增大或触痛等类早孕反应,多发生在刚刚开始服药时,大多随服药时间延长而改善或消失。
- 与孕激素有关的不良反应:乳房触痛、头痛、乏力、嗜睡、体重增加等,多发生在服药一段时间后。
- 有一些食欲增进、体重增加、抑郁、性欲减退、痤疮、脂溢性皮炎、瘙痒等问题。
- 有些妇女会发生服药期出血,即服药期间阴道点滴出血或突破出血;经量减少、停经。

(2)处理和预防

- 口服避孕药的不良反应程度较轻,一般不需要处理可自行缓解。不良反应较重者可停用口服避孕药观察或对症治疗。对某种避孕药有反应时可更换另一种避孕药或另一种适宜的避孕方法。严重不良反应比较罕见,一旦出现,建议及时转诊至二级及以上综合性医院,明确诊断并积极抢救,同时停服避孕药。
- 妇女选择口服避孕药时应充分咨询有关问题,准确根据药品说明书服用口服避孕药,应知道需要避免什么,当一次服用不止一种非处方药的时候要格外小心,在没有询问医生之前,不要同时服用处方药和非处方药。
- 用药后定期去妇幼保健机构随访。如发现盆腔肿物、卵巢明显增大、子宫肌瘤明显增大、可疑恶性肿瘤、严重头痛或频发头痛、高血压、不明原因下肢疼痛、可疑深部静脉血栓及静脉血栓者等问题应及时到妇幼保健机构或综合医院相关专科咨询、检查和治疗,在必要的情况下停用口服避孕药,更换适宜的避孕方法。
- 如果使用非处方药的妇女能够了解口服避孕药的信息,认识到心血管疾病的风险、相关症状和体征,可以对大多数口服避孕药的不宜使用情况,特别是禁忌情况进行自我筛查,有助于降低上述相关疾病发生的风险。

（3）需要停药的情况

● 妊娠或可疑妊娠。如服药期间怀孕，可以停药并咨询相关风险，自行决定是否终止妊娠。

● 因手术或其他原因使得下肢无法走动1周以上，应当终止使用口服避孕药（如果为择期手术，需至少提前4周），暂用其他避孕方法，恢复走动2周后可重新开始服用。

● 出现可疑严重不良反应早期危险信号，包括腹痛、胸痛、头痛、眼睛问题等，应暂用其他避孕方法，并做相应检查，待明确诊断后再考虑是否重新开始服用。

● 不再需要，如绝经、手术切除子宫等；

● 不想继续使用，可更换其他避孕方法。

9. 健康益处与风险

（1）健康益处：近期多数研究结果表明，口服避孕药除避孕作用外，还有许多健康益处：使月经周期规律；治疗月经过多、痛经和经前期紧张综合征；治疗子宫肌瘤导致的出血；降低子宫内膜异位症导致的盆腔疼痛，有些口服避孕药还可以治疗痤疮和多毛症。口服避孕药还可以预防经期偏头痛，减少患卵巢癌、大肠癌和子宫内膜癌的风险，改善骨密度。大多数妇女由于口服避孕药的诸多非避孕的健康益处提高了生活质量和健康水平。

（2）健康风险：长期以来，科学家们不断改善口服避孕药的功效，尽管雌激素水平在下降、新型孕激素在发展，但仍然存在血栓栓塞和脑卒中（中风）的风险（罕见严重不良反应）。有研究结果表明，与未使用者比较，口服避孕药使用者中血栓栓塞风险与梗死性脑卒中的风险增加。其他严重不良反应主要表现在心血管系统、肿瘤、代谢等方面，非常罕见。

10. 如何预约随访与继续使用

● 服药妇女应定期到当地的妇幼保健机构或相关医院随访。

● 首次使用口服避孕药的妇女应在服药后的3个月内预约随访，如有不良反应或其他问题，需改用其他避孕方法，可得到及时处理。

● 常规服药者每年随访 1 次,测量体重、血压,注意是否发生新的健康问题。

● 实践证明,妇女能够做到按时服药、妥善保管药物、对使用的方法满意、对医护人员提供的随访满意,有利于口服避孕药的持续使用。

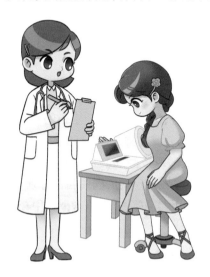

11. 解疑释惑

(1)在药房购买了复方短效口服避孕药能否立即服用,还需要去做检查吗?

在药房买了口服避孕药的妇女应仔细阅读药品说明书,可去当地的妇幼保健机构或相关医院进行咨询,在医护人员的指导下安全使用。

(2)连续多年服用口服避孕药如何随访?

需要注意体重、血压和脂代谢动态变化,超出正常范围时应及时停药。随访检查包括血压和体重测量、乳房检查和妇科检查;如妇女有健康状况改变或可疑不良反应,可接受特殊的检查,如宫颈细胞学检查、脂代谢检测等。

(李　瑛)

第三节 注射避孕针

1. 什么是注射避孕针

注射避孕针是以强效孕激素为主的激素避孕制剂,包括油溶液和微晶混悬液。根据药物成分可分为两类,一类是由雌激素和孕激素共同组成的复方避孕针,国内目前注册上市的有复方甲地孕酮注射液(含醋酸甲地孕酮 25mg、雌二醇 3.5mg)和复方庚酸炔诺酮注射液(含庚酸炔诺酮 50mg、戊酸雌二醇 5mg)2 种国产品种;另一类是由孕激素单独组成的单纯孕激素避孕针,国内目前注册上市的仅有 1 种,为印度尼西亚产的醋酸甲羟孕酮注射液(含醋酸甲羟孕酮 150mg)。

2. 避孕作用

注射避孕针所含的雌、孕激素药物经肌内注射进入人体后,储存于局部,缓慢持续释放,通过抑制排卵、干扰子宫内膜发育、改变宫颈黏液的黏稠度等作用达到长效避孕的目的。

3. 使用效果

注射避孕针的避孕效果取决于能否规律地注射,越准时、越规律,避孕效果越好。使用者如能按时接受注射,使用第一年避孕有效性可达到 99% 以上,也就是说,每 100 位使用注射避孕针的女性中只有不到 1 例会怀孕。但在实际使用时,不可避免地会出现一些情况影响按时注射,避孕效果也会大大降低,实际使用第一年避孕有效性约为 97%,也就是说,每 100 位使用注射避孕针的女性中约 3 例会怀孕。

4. 优缺点

(1)优点:使用较为私密,别人不会知道妇女正在使用何种避孕方法；使用方便，不影响性生活；每次注射可以持续 8~13 周，不要求使用者每天使用；非口服给药，避开了肝脏对药物的首过效应，消化道反应较口服避孕药物小；单纯孕激素避孕针不影响乳汁分泌，母乳喂养者也可安全使用。

（2）缺点：国内现有产品均不能自行使用，需要前往医院由专业人员进行注射；停用后生育力恢复会延迟，且延迟时间不固定，停用醋酸甲羟孕酮避孕针后怀孕的时间平均延迟约 4 个月，停用复方避孕针后怀孕的时间平均延迟约 1 个月；不能预防性传播疾病；少数使用者可能会有过敏反应；可能出现月经模式改变，甚至闭经；可能会引起体重增加；可能会导致头痛、长痘、性欲下降或情绪波动等情况；使用醋酸甲羟孕酮避孕针会降低骨密度，但停用后会恢复正常。

5. 适用人群与不适用人群

（1）适用人群

注射避孕针几乎适用于所有女性，特别是一些有特殊需求的女性，如必须采取高效避孕方法并愿意选择注射方式避孕；不能耐受或不能坚持使用口服避孕药，或放置节育器易脱落；贫血；患有不宜妊娠的慢性病，且注射避孕针对已有疾病的治疗效果无不良影响，如结核病等。

此外，单纯孕激素避孕针因不含有雌激素，对产后 6 周后哺乳者、产后 3 周后非哺乳者、吸烟者及患轻度子宫内膜异位症等女性而言，可视为一种较为理想的避孕方法。

（2）不适用人群

- 按时接受注射有困难的女性；
- 停药后短期内有怀孕计划的女性；
- 月经初潮至 18 岁前以及 45 岁后的女性应慎用单纯孕激素避孕针；
- 复方雌孕激素避孕针的其他不适用人群可参照"第二章第二节口服避孕药"相关内容；

● 单纯孕激素避孕针的其他不适用人群可参照"第二章第四节皮下埋植剂"相关内容。

因此,女性在选择注射避孕针之前应进行专业咨询,告知医生自己目前的健康状况,以便客观评估能否使用。

6. 如何使用

(1)复方避孕针

复方甲地孕酮注射液、复方庚酸炔诺酮注射液:由专业的医务人员进行肌内注射。首次使用时,于月经来潮的第 5 天肌内注射 2 支(或在月经来潮的第 5 天和第 12 天各注射 1 支),以后每个月在月经来潮的第 10 天(月经周期短者)或第 12 天(月经周期长者)注射 1 支。如注射后未有月经来潮,可隔 28 天再注射 1 次。使用期间,如遇突发情况不能按时注射,提前或延迟注射时间不要超过 1 周,否则需要先排除妊娠,才能继续注射,且在注射后的 7 天内同时采用其他避孕方法。

(2)单纯孕激素避孕针

醋酸甲羟孕酮注射液:由专业的医务人员进行肌内注射。一般于月经来潮的前 5 天内注射第 1 针,以后每 3 个月注射 1 针。如遇突发情况不能按时注射,提前或延迟注射时间不要超过 2 周,否则需要先排除妊娠,才能继续注射,且在注射后的 7 天内同时采用其他避孕方法。

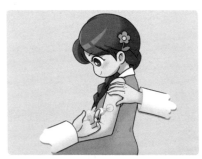
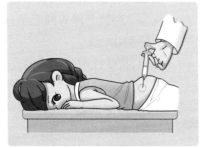

7. 注意事项

抽取药液时,应将药物摇匀、吸净并完全进行深部肌内注射,注射后也不要按摩注射部位,避免影响避孕效果。如果药瓶是凉的,可将其加温至皮肤温度后再注射,以免因温度过低引起人体不适。此外,首次注射后,需观察 15 分钟以上,确定有无过敏反应,有过敏反应者应进行相应处理,并停止用药。

8. 常见的不良反应及处理

注射避孕针虽然安全有效,但和每一种药物一样,可因药物种类、剂量、用药时间及个体差异等因素出现不同的不良反应。与其他激素类避孕方法所导致的不良反应相似,最为常见的是月经出血模式的改变和体重增加。月经出血模式的改变可表现为不规则的出血、两次月经间隔变长、月经量减少、月经不来潮等;体重增加主要是体内脂肪增加而不是液体潴留。

不良反应不是疾病的病症,通常不会影响使用者的健康状况。女性在使用之前应针对可能发生的不良反应与医务人员进行充分的咨询沟通,在使用期间如果出现类似情况时就不会感到恐慌,能客观地认识并坚持继续使用。月经紊乱通常在最初几个月出现,随着使用时间延长可减少或消失,出血量多、出血时间长或影响日常生活者,需及时前往医院就诊,排除其他原因后进行对症治疗,必要时可更换为其他避孕方法。体重增加者不需要服用药物治疗,可通过调整饮食结构、适当控制饮食、加强体育锻炼等方式加以调节;体重增加过多者一般停止用药后会逐渐恢复。

此外,注射避孕针也可能导致一些罕见的、严重的不良反应,危害人体健康,使用中如发生严重疼痛(腹痛、胸痛、头痛、腿痛)、黄疸、视物模糊等症状或怀疑自己出现严重的健康问题时,应高度警惕、及时就诊。尽管这些健康状况不是直接表现在生殖系统,注射避孕针也不一定是直接原因,但在就诊时也应主动告知接诊医生自己目前的避孕方法,以便医生进行综合判断和诊疗。

9. 健康益处与风险

（1）复方避孕针

● 健康益处：复方避孕针含有人工合成的雌激素和孕激素，具有较好的月经周期调控作用，可保护子宫内膜，降低子宫内膜癌及盆腔炎性疾病等发生风险，改善子宫内膜异位症引起的痛经，长期应用还可降低子宫内膜癌、卵巢上皮性恶性肿瘤风险，保护性作用可持续到停药后数年。

● 健康风险：增加了与雌激素相关的不良反应的发生，如心脑血管疾病、静脉栓塞等。因此，使用前应进行咨询，排除禁忌情况，使用后定期随访，不断进行安全性评估。关注严重不良反应征象，一旦发生严重不良反应，必须立即停药，及时诊治。

（2）单纯孕激素避孕针

● 健康益处：醋酸甲羟孕酮避孕针不含雌激素，避免了雌激素带来的相关风险。其对保护子宫内膜、减少子宫内膜癌及盆腔炎性疾病的发生、有效缓解子宫内膜异位痛经也有着显著的优势。

● 健康风险：因不含雌激素，缺乏月经周期调控作用，月经稀发、闭经较为常见。女性长期应用可能会导致骨密度下降，18岁以下或45岁以上的女性应谨慎使用。

10. 如何预约随访与继续使用

开始注射第1针后，需要与医生讨论并预约下次注射时间。注射时间不需要根据月经情况安排，如前所述，复方避孕针在注射1个月后复诊，醋酸甲羟孕酮避孕针在注射3个月后复诊。为了保证准时注射，可以寻找一个帮助自己记忆的办法，如设置电子产品提醒或与某个节日、事件联系起来。如果有特殊情况不能准时注射，应及时和医生沟通，听取医生的处理意见。

复诊时，应主动告知医生避孕方法的使用情况，是否有异常情况或健康问题发生，并进行相应的诊疗。此外，在使用避孕针期间，如有与避孕方法有关或可能有关的问题和疑问,都应随时复诊。建议有条件者每年进行一次体检,包括血压测量、乳房检查等。

11. 解疑释惑

(1)注射避孕针会引起女性不孕不育吗?

不会。一般来说,注射避孕针不会导致女性不孕,但停用注射避孕针后生育力的恢复有一个过程。与使用其他避孕方法相比,停用复方避孕针后怀孕的时间平均延迟约1个月,停用后平均5个月妊娠;停用醋酸甲羟孕酮避孕针后怀孕的时间平均延迟约4个月,停用后平均10个月妊娠。但对每位使用者而言,延迟时间并不固定,难以准确预测停用后的恢复时间。当然,客观存在的年龄增长也是导致生育力下降的一个重要因素。性生活正常的育龄夫妇,如停用1年未能顺利怀孕,建议前往医疗机构进行不孕不育咨询。

(2)注射避孕针导致的闭经怎么与怀孕区分?

大多数使用单纯孕激素避孕针的女性最终都会出现闭经,如果女性一直正确使用,怀孕的可能性很小,如不放心,可进行妊娠试验加以确认。如果长时间的闭经给女性带来困扰,则可更换其他避孕方法。

(杨月华　裴开颜)

第四节　皮下埋植剂

1. 什么是皮下埋植剂

皮下埋植剂是像普通火柴杆一般的小棒,外层用硅橡胶材料做成,相当柔软。把它放在上臂的皮肤下面,小棒里的孕激素会缓慢地持续释放出来,起到长期避孕的作用。

世界上第一个皮下埋植剂叫左炔诺孕酮硅胶棒,于1983年在芬兰诞生,一次放置可以有效避孕长达5年。随着皮下埋植剂的不断发展,需要放入的小棒也从最开始的6根改进到1根,效果更加可靠,使用也更加方便。

我国从1984年引入左炔诺孕酮硅胶棒,并实现了国产化。目前使用的主要是国产的左炔诺孕酮硅胶棒Ⅱ型(含左炔诺孕酮150mg,二根型)和进口的依托孕烯植入剂(含依托孕烯68mg,单根型)。

2. 避孕作用

皮下埋植剂植入女性体内以后,开始缓慢地释放低剂量的孕激素,这个孕激素类似于女性自己的卵巢产生的孕激素,向我们的身体发出避孕信号,暂停排卵;使得子宫颈黏液变得稠厚,阻塞精子进入子宫的通道;同时,子宫内膜也变薄,不合适受孕,实现避孕。

3. 使用效果

皮下埋植剂是世界卫生组织推荐的最有效的长效避孕方法之一。含有左炔诺孕酮及依托孕烯的埋植剂可以长期发挥避孕作用,长达3~5年。皮下埋植剂的避孕失败率低于1%,在使用的第1年里,每100位使用皮下埋植剂的女性中仅有不超过1例避孕失败而怀孕,有效率超过99%,这甚至可以与女性绝育术相媲美。

4. 优缺点

(1)优点:皮下埋植剂的好处多多,因为它是在避孕药物发明20多年后问世的,又经过30余年的不断完善,兼备高效、安全、方便等诸多优点。

● 避孕效果可靠,作用时间长:皮下埋植剂最大的好处是高效,它是有效性最高的一种避孕方法,而且1次放置左炔诺孕酮硅胶棒

Ⅱ型后避孕效果持续时间可达 3 年,依托孕烯植入剂可达 5 年。

- 安全性高,适用范围广:皮下埋植剂每天稳定释放低剂量的孕激素,没有雌激素,所以在各种激素避孕方法中,它的安全性是比较高的。因此,皮下埋植剂的适用范围也相对更广,如不适合使用雌激素的女性可以使用。
- 使用简单方便:埋植手术操作简单无痛苦。只需要按期随访,到期取出,无需操心其他事情;而且使用皮下埋植剂隐蔽性好,外表看不出来,完全不影响性欲及性生活,不影响工作劳动。
- 取出后生育力恢复快:如果想要生宝宝,可以根据女性要求随时取出。因为药物剂量微小,所以取出后很快就能恢复生育能力,生育率与未使用过避孕措施的女性相似。

(2)缺点:其也有不理想的地方,使用这个埋植剂小棒还是需要医生做一个小手术的,尽管过程很简单。再有就是月经模式的改变,最常见月经流血期延长,以及两次月经中间的点滴出血,会使人感觉不适。还有少部分妇女月经稀少或者闭经,但极少有大量出血。这主要是因为孕激素的影响,子宫内膜变薄,子宫内膜里的血管变脆。不过不用担心,女性身体会适应药物,一般在几个月后会逐渐好转。

5. 适用人群与不适用人群

(1)适用人群

无论是否生育过子女,凡是需要长期避孕的育龄妇女,大多数都可以安全地使用皮下埋植剂,尤其是那些不想用节育器、经常忘记吃避孕药的人。对使用节育器反复脱落或带器妊娠者,因为生殖器官畸形、子宫肌瘤等导致宫腔变形而不宜放置节育器者,以及不适合服用含雌激素避孕药的女性,皮下埋植剂是一个很好的选择。

(2)不适用人群

- 已经怀孕或者可能怀孕的女性、母乳喂养和 / 或产后 <6 周、经历大手术长期不能活动、长期服用巴比妥类 / 利福平等药物者;
- 不明原因的不规则阴道出血、偏头痛、高血压、高血脂,明确诊

断有乳腺包块、肝脏局灶性结节状增生,有脑血管意外史者;

- 糖尿病、癫痫、抑郁症、凝血功能障碍、严重贫血、急慢性肝炎 / 肾炎、肝肾功能异常、缺血性心脏病、静脉血栓 / 肺栓塞患者;
- 乳腺癌、肝细胞腺瘤、肝癌、宫颈癌等患者。

确定患有上述常见全身疾病或妇科疾病的女性,不应使用皮下埋植剂,如有相关的症状或体征,但自己不能确定时,应及时到妇幼保健机构或相关医院专科就诊,明确疾病诊断,以便及时治疗,在医生的指导下选择适合自己健康状况的避孕方法。

6. 如何使用

(1)皮下埋植剂在什么时间放置?

首先要咨询医护人员,确保自己未怀孕。月经开始的 7 天内(依托孕烯植入剂建议在月经开始 1~5 天内)、流产后即时以及流产后 7 天内,这 3 个时期都是合适的放置时间。不同类型的皮下埋植剂其放置时间按药品说明书的要求实施。如果在非哺乳期放置,其避孕作用不能即刻生效,至少需要 7 天时间才会发挥作用,所以在放置后的 7 天内必须禁欲或者同时使用其他的避孕方法(如避孕套),才能确保避孕效果。

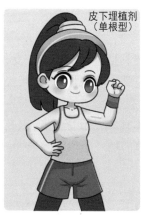
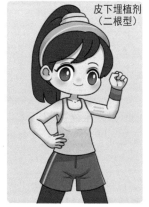

（2）放置皮下埋植剂的手术疼吗？

放置步骤是这样的：首先由一位训练有素的医生在你的上臂内侧进行局部麻醉，然后用一枚特殊的放置针（有点像注射器）将埋植剂小棒贴着手臂推入皮下。有时候医生会在表皮做一个大概 2mm 的小切口，便于放置针推入皮下，因为使用了麻药，所以不会感觉疼痛。整个过程就几分钟，伤口敷上创可贴，用干纱布覆盖后绷带包扎一下防止渗血。放置后，可能会有轻微的淤青或疼痛，但很快会恢复。

7. 注意事项

放置皮下埋植剂后按规定可以适当休息 2 天，刚刚放置皮下埋植剂的胳膊应尽量少活动，不提重物，以避免埋植剂小棒在皮下的位置发生偏移。3 天后取下绷带，5 天后取下创可贴，一周内保持伤口干燥。解开绷带后可能会发现手臂局部有轻度肿胀和淤青，不要慌张害怕，这种情况数天后会自动消失。但如果发现伤口有出血、红肿疼痛或埋植剂小棒脱出，应该及时就诊。

放置皮下埋植剂 24 小时后方可进行性生活。一定要记住皮下埋植剂的有效期限，在失效前及时将其取出。不能随意延长使用期，过期后避孕效果明显下降，如果想继续使用皮下埋植剂，应在到期时取出并同时放置新的药棒。

使用皮下埋植剂期间，如果发生如下情况应立即就诊并取出皮下埋植剂：

- 异常的大量出血或持续出血；
- 剧烈的头痛、腹痛；
- 急性视觉失调；
- 皮肤或眼睛发黄；
- 长期不活动的状况（如手术、卧床不起）；
- 可疑妊娠；
- 放置部位感染或疼痛；
- 明显的血压增高。

8. 可能发生的常见不良反应及处理

如果选择皮下埋植剂这种避孕方法,部分女性可能会遇到一些不良反应,不过皮下埋植剂的不良反应发生率较低,是因为身体需要经过一段时间与之相适应,一般不会有伤害。

常见的不良反应包括月经出血模式的改变和激素相关副作用。如经期出血时间延长、少量的点滴出血、月经频发、月经稀发、闭经(与怀孕期间的没有月经相似)、头痛、腹痛、乳房触痛、痤疮等。

大多数不良反应通常在皮下埋植的一年内减少或自行消失。如果不良反应确实令人感到烦恼,可以咨询医生寻求帮助,寻找引起不良反应的具体原因,排除意外妊娠、宫外孕及其他原发疾病等(较少见),部分不良反应通过一些简单的药物就可缓解。如果无法接受不良反应,坚持取出,需注意取出皮下埋植剂后会很快恢复生育力,所以须改用其他避孕方法。

9. 健康益处与风险

(1)健康益处:皮下埋植剂能够防护意外妊娠的风险,对盆腔炎也有一定的预防保护作用,能帮助一些女性改善经血量过多的现象,在一定程度上缓解痛经。除此之外,还有助于预防缺铁性贫血。

(2)健康风险:一般情况下皮下埋植剂并没有严重的健康风险,但并不绝对,可能发生特发性颅内高压等罕见不良事件,主要表现为突然的持续剧烈头疼、看不清东西、呕吐。此外,皮下埋植剂也不能预防艾滋病、梅毒等性传播疾病。

10. 如何随访与继续使用

放置皮下埋植剂后,可以向医生咨询什么时间需要预约随访。通常来说,埋置后 1 个月可以去医院做 1 次随访,以确保使用是否满意。在使用过程中,需要每年做 1 次随访,有助于安全地持续使用。如果发现任何问题,可以随时到医院复诊,如放置部位疼痛、化脓或肿胀、发热、持续的阴道多量出血等情况,并且这些症状在慢慢加重,或者等了一段时间也没有自行消失;发现埋植剂小棒漏出皮肤外。如果埋植剂到期,希望继续使用皮下埋植剂避孕者,可前往医院,医生会在取出旧埋植剂小棒的同时放置一组新的埋植剂。

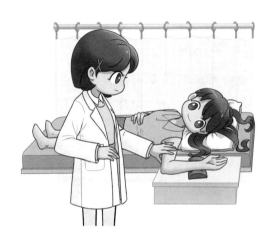

11. 解疑释惑

(1)超重的妇女是否可以使用皮下埋植剂避孕?

可以使用,但要注意使用有效年限,不要超期使用。如果近期体重有大幅增加的情况,可能会缩短皮下埋植剂在体内保持高效避孕作用的时间,建议到医院进行复诊。

(2)皮下埋植剂是否致癌?

不会。目前研究显示皮下埋植剂不增加任何癌症的风险。

(刘晓瑗 张学宁)

第五节　避孕贴剂与阴道环

一、避孕贴剂

1. 什么是避孕贴剂

避孕贴剂是一种新型的女用避孕药。它是一种柔软而窄小的黏性药贴,外形类似穴位贴,面积大概只有半张名片大小。避孕贴剂有三层,表层是一块塑胶薄膜保护层,中间层含有避孕药物(孕激素和雌激素)并具有黏性,底层是一张底纸。把它贴在女性皮肤上,药物缓慢释放经过皮肤吸收到体内就可以发挥避孕作用了。

世界首创的避孕贴剂是诺孕曲明/炔雌醇透皮系统,于2001年年底在美国上市。其的面积为20cm^2,其中含有6mg诺孕曲明和0.75mg炔雌醇,每天可释放150μg诺孕曲明和35μg炔雌醇。最新的一种避孕贴剂是圆形的,面积28cm^2,含有2.6mg左炔诺孕酮和2.3mg炔雌醇,每天约释放120μg左炔诺孕酮和30μg炔雌醇。国内目前还没有此类产品。

2. 避孕作用

避孕贴剂的作用与口服避孕药相似,其每天释放的微量孕激素和雌激素能协同发挥三重功效:一是抑制体内的反馈调节网络,停止排卵;二是使宫颈黏液变得黏稠,阻碍精子顺利通过;三是使子宫内膜萎缩不易受孕。这些作用综合起来就产生了非常可靠的避孕效果。

3. 使用效果

避孕贴剂的有效性与口服避孕药类似。如能严格按照说明书使用,其避孕效果可达到99%。然而日常生活中往往存在各种影响因素,可能造成一些使用的失误,如每周更换贴剂的时间不固定等,因而实际使用中的避孕效果一般为90%左右。另外,过度肥胖的女性,当体重超过90kg时,避孕效果也有所下降。

4. 优缺点

(1)优点:避孕贴剂突出的优点是方便易用,自己将贴剂贴于合适部位的皮肤,每周更换一次,不干扰性生活,也无需每日操心。贴剂只由皮肤吸收,不经过胃肠道,即使出现呕吐、腹泻,也不影响避孕效果。

(2)缺点:避孕贴剂可能暴露在外被他人看见,从而产生泄露隐私的感觉。其也可能对皮肤有一点刺激,产生或痒或痛的感觉。当然,也难免有一些不良反应,如恶心、乳房胀痛、月经间期点滴出血等。

5. 适用人群与不适用人群

大多数育龄女性都可以安全地使用避孕贴剂。由于其含有避孕药物,所以适用或不适用人群可参考"第二章第二节口服避孕药"相关内容。

6. 如何使用

避孕贴剂应贴在光洁、干燥、完整的皮肤表面,如腹部、外上臂、臀部或背部等不会被紧身衣物摩擦的地方。

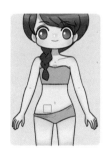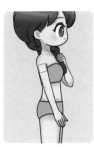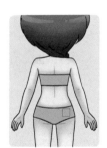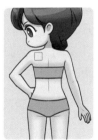

避孕贴剂以 28 天(4 周)为一个给药周期。在月经来潮的 24 小时内开始使用第 1 片贴剂,以后每周同一时间更换一片新的贴剂,一个周期贴 3 次,第 4 周是"无贴剂周"。每片贴剂应在一周的同一天应用,这一天为"避孕贴剂更换日"。如在星期一晚上贴了第一片贴剂,则以后两周都应该在星期一晚上更换贴剂,先撕下旧的贴剂,再换一个位置贴上新的贴剂。到了第 4 周就不需要使用贴剂了,月经预计就会在这个"无贴剂周"发生。第 4 周结束后开始下一个给药周期。

二、阴道环

1. 什么是阴道环

阴道环是一种新型的激素药物避孕方法,其是直径如眼镜片大小的柔韧且有弹性的圆环,很容易放置于阴道内。其一般以硅橡胶、乙烯 - 醋酸乙烯共聚物等具有橡胶类弹性的塑料制品为载体,能够缓慢或恒速地释放避孕药物,通过阴道黏膜吸收至体内,起到避孕效果。

阴道环可分为复方雌孕激素和单纯孕激素两类。复方雌孕激素类以依托孕烯/炔雌醇阴道环为代表,于 2001 年在美国首次上市。每天释放 0.12mg 依托孕烯和 0.015mg 炔雌醇。单纯孕激素类阴道环仅含有天然孕酮,平均每天释放 10mg,可连续使用 3 个月,适用于哺乳期女性,可延长哺乳期闭经的时间,对婴儿也没有不良影响。

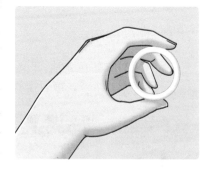

2. 避孕作用

阴道环与其他激素避孕药物的作用一样,通过抑制排卵、改变宫颈黏液黏性阻碍精子进入、使子宫内膜萎缩不易受孕而达到避孕目的，其中以抗排卵为主。

3. 使用效果

阴道环的有效性与口服避孕药类似，避孕有效率约为98%。实际日常生活中，它的有效率约为90%。这是因为阴道环是由女性自己使用，只有正确使用才能确保避孕效果，而一旦使用失误，势必影响避孕效果，比较常见的失误是忘记及时更换阴道环。

4. 优缺点

（1）优点：阴道环在阴道内缓慢而恒定地释放药物，比口服药物优点更多。药物通过阴道黏膜吸收效果好，生殖道局部药物浓度高，而血液中的药物浓度低，因此全身作用小，生物利用度比口服药片好。给药过程非常简单，使用者可自行取放而无需求助医护人员。每月更换一次，无需日日操心，是一种体面又方便的避孕方法。

（2）缺点：对于阴道而言，这个环是一个异物。虽然它相当柔软，女性并不能感觉到它的存在，但仍可能对阴道黏膜造成刺激，有少数人会感觉阴道分泌物增多。阴道环也可能从阴道掉落出来，如果女性当时没有觉察到，到了要更换时才发现阴道里没有环，就很可能造成避孕失败。此外，阴道环也可能有一些不良反应，如体重增加、头痛、恶心、点滴出血等。

5. 适用人群与不适用人群

（1）适用人群

阴道环适用于需要长期避孕的女性，大多数人都可以安全地使用阴道环。含有孕激素和雌激素的阴道环，适用和不适用人群可参考"第二章第二节口服避孕药"相关内容。仅含孕激素的阴道环适用于使用口服避孕药有不良反应或节育器有副作用的女性。

（2）不适用人群

有子宫脱垂、阴道前后壁重度膨出等情况的妇女不宜使用阴道环，因为容易脱落。

6. 如何使用

阴道环的放置简单方便。首先把手洗干净，选择一个自我感觉最舒适的体位，如单腿站立、下蹲或平卧屈膝，用手指捏住阴道环使其变成细长形，将其轻柔地推送进入阴道直至顶端，阴道环即可适应阴道形态停留于阴道穹窿部位。精确的位置并不重要，但将它放置于阴道最深处有助于使阴道环保持在适当的位置不易被触及。如果女性自己放置有顾虑，可请医护人员放置。

（刘晓瑷 陈 颖）

第六节 避 孕 套

1. 什么是避孕套

避孕套又被称为安全套，是一种在性生活中被广泛使用的屏障类避孕器具，可以有效降低意外妊娠和性传播疾病感染的风险。

避孕套种类和品牌繁多，按使用人群可分为男用避孕套和女用避孕套。男用避孕套大部分由薄薄的乳胶制成，女用避孕套通常由塑料制成。按厚度可分为超薄型、薄型、普通型；按润滑剂类型可分为硅油润滑剂、水溶性润滑剂、玻尿酸润滑剂等。有的避孕套表面带有颗粒或螺纹，称为异型避孕套，这种避孕套可以刺激女性敏感区，提高性生活质量。有的避孕套还添加了不同的香味、不同的色彩，以便获得更好的性生活体验。还有持久延时系列避孕套，避孕套配以性兴奋迟缓剂，使性生活更持久，让性高潮延时到来。

随着新材料不断出现,新型避孕套也不断涌现。目前,市场出现了石墨烯避孕套,这种避孕套在生产过程中添加了石墨烯,可以把避孕套做得更薄,使避孕套更美观、韧性更好、弹性更佳、导热性能更理想,使用者的体验也会更好。

纳米银隐形避孕套是一种新型的具有避孕、润滑、抗菌三效合一功效的避孕药具。它采用先进的纳米技术和物理发泡技术,利用双重屏障避孕法,即泡沫物理屏障与表面活性剂溶解精子脂质膜化学屏障构成的泡沫喷入女性阴道内实现安全避孕。但由于使用方法与传统避孕套有所不同,本节不具体介绍。

2. 避孕作用

避孕套通过形成物理屏障,隔绝阴茎和阴道、子宫的直接接触,让精子无法通过阴道进入子宫,阻止精子和卵子结合而实现避孕。

3. 使用效果

如果每次性生活都能全程、正确使用避孕套,避孕效果是比较好的。使用第一年,每100位性伴使用男用避孕套的妇女大约发生2例妊娠,每100位使用女用避孕套的妇女大约发生5例妊娠。但如果没能在每次性生活时都使用避孕套,或者即使使用避孕套,但没有正确使用,发生妊娠的风险还是比较大的。

为了保证避孕效果,不管是男用避孕套还是女用避孕套,使用时一定要做到:每次性生活时都必须全程使用;必须在阴茎与阴道接触前戴好男用避孕套或将女用避孕套放入阴道;必须按使用方法正确使用。

4. 优缺点

(1)优点:避孕套作为避孕工具使用简单,正确使用时避孕效果良好,无毒副作用,易于获取,便于推广。此外,避孕套还有避孕以外的其他健康益处。

(2)缺点:使用避孕套也存在一些缺点,比如:如果没有随身携带,性生活时就不能做到每次都使用;少数人使用避孕套会有性快感减弱的感觉;个别对橡胶过敏者不能使用;用法不当,极少数情况下,性生活时会导致避孕套破裂或性生活结束时将套遗留在阴道中,使精液流入阴道,从而导致避孕失败。

5. 适用人群与不适用人群

（1）适用人群

一般情况下,所有的男性和女性都可以安全地使用男用避孕套和女用避孕套。

（2）不适用人群

对乳胶或避孕套中加用的杀精子药过敏者;应用时阴茎不能保持勃起状态者。

6. 如何使用

（1）如何选择大小合适的避孕套

避孕套过大容易滑脱,避孕套过小则阴茎会被套得过紧而产生不适,从而影响性生活的质量。所以,选择适合自己的避孕套型号就显得比较重要。

避孕套的型号主要根据避孕套的开口部直径或标称宽度(避孕套开口部周长的一半称为标称宽度)计算,而避孕套长度都预留较大空间,没有确切的标准。男用避孕套可分为大、中、小和特小4种型号,开口部直径 35mm(标称宽度 55mm)为大号,33mm(标称宽度 52mm)为中号,31mm(标称宽度 49mm)为小号,29mm(标称宽度 48mm)为特小号。避孕套的型号在包装盒和说明书上都有标示,购买时或获取免费避孕套时应认准。

那如何才能知道适合自己的标称宽度呢? 男性第一次选用避孕套时,最好先测一下阴茎的直径。勃起时,应用细线围绕充分勃起后的阴茎中段一圈,然后测量线的长度,得到阴茎的周长再除以 2 便是宽度;或用周长除以 3.14,便是阴茎的直径,即避孕套的开口部直径。可根据测量结果选择适合自己的避孕套型号,戴上试试,一般都会比较合适。

(2)男用避孕套的使用方法

男用避孕套使用非常简便,但为了保证避孕套使用效果,需要注意一些使用细节,而且每次性生活的时候都要全程使用。具体使用方法和需要注意的细节如下:

● 第一步,检查和打开避孕套包装。取一个新的、大小合适的避孕套,检查避孕套包装和标注的有效期,不要使用外包装破损或过了有效期的避孕套。如果包装完好且在有效期内,可以按照包装提示线条小心地打开包装,打开时不要太用力,避免撕破避孕套,也要防止指甲、牙齿或其他物品损坏避孕套。取出避孕套后要再次检查避孕套有没有破损,不要使用已损伤的避孕套。检查时不要展开避孕套,因为展开后就不容易穿戴上阴茎了。

● 第二步,正确穿戴避孕套。一定要在阴茎勃起后、进入对方身体前穿戴好避孕套。穿戴前先看清避孕套的正反面,用拇指及食指轻轻挤出避孕套前端小袋内(储精囊)的空气,排空储精囊内的空气,如果不这样做,就没有足够的空间来容纳射精,可能导致避孕套破裂。在阴茎上穿戴避孕套时,在避孕套的尖端留出空间后,应先把阴茎头部包好,这时就可以往阴茎根部推拉避孕套了。推拉避孕套时用食指与拇指继续捏紧避孕套尖端的空泡(储精囊),同时另一只手将避孕套轻轻伸展,直到包覆住整个阴茎。如果避孕套不容易展开,可能是戴反了,需要脱下换一个新的避孕套重新穿戴。避孕套须全部拉到底,紧紧盖住阴茎的全部,这样就穿戴完成了。

● 第三步,愉快地性生活。确定避孕套在性交过程中紧套于阴茎上;如果避孕套部分滑脱,须立即套回原位;如果避孕套滑落掉出或者发现避孕套破裂,立即抽出阴茎,在继续性交前戴上新的避孕套。

● 第四步,取下和安全丢弃避孕套。射精后,在阴茎仍勃起时应立即用手按住避孕套底部,在阴茎完全撤出后再将避孕套脱下,防止精液流出,避免阴茎与避孕套接触到对方的身体。迅速在避孕套开口处打结,检查一下有没有破损,如果没有破损,就可以将避孕套折叠装入包装袋,扔进垃圾桶。如果有破损,应采取补救措施以避免妊娠。

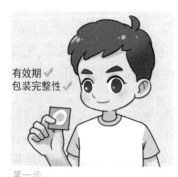

第一步

查看有效期和型号，检查包装是否完整。

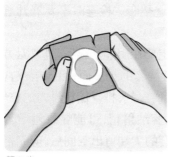

第二步

按照包装提示线条，小心打开。

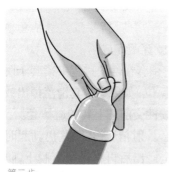

第三步

在阴茎勃起时穿戴，分清正反面，用拇指和食指轻轻挤出避孕套前端的空气。

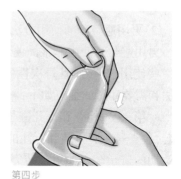

第四步

同时，用另一只手将避孕套轻轻上推伸展包覆整个阴茎。

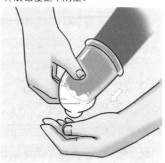

第五步

射精后，在阴茎仍勃起时用手按住避孕套底部，抽出阴茎直至完全抽离，再将避孕套小心取下。

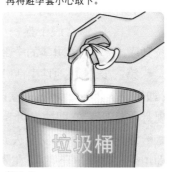

第六步

将取下的避孕套打结后扔进垃圾桶。

（3）女用避孕套的使用方法

女用避孕套有两个环：一个环在封口处，称为内环，用来固定在阴道内部；还有一个环在开口处，称为外环，用来保护阴道口。

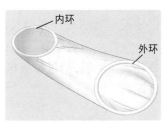

内环

外环

女用避孕套使用并不难，但需要练习，使用时耐心一些，还是很方便的。和男用避孕套一样，每次性生活时都要全程使用。具体使用方法和需要注意的细节如下：

- 第一步，检查和打开避孕套包装。取一个新的避孕套，检查避孕套包装和标注的有效期，不要使用外包装破损或过了有效期的避孕套。如果包装完好且在有效期内，可以按照包装提示线条小心地打开包装，打开时不要太用力，避免撕破避孕套，也要防止指甲、牙齿或其他物品损坏避孕套。取出避孕套后再次检查避孕套有没有破损，不要使用已损伤的避孕套。

- 第二步，将避孕套放入阴道。一定要在性交活动开始前放入，可以提前放入阴道，最早能在性交前数小时内放入，也可即时使用。放置避孕套前应保持手部清洁，建议用肥皂或清水先洗手。选择舒适的体位，可以蹲着、坐着或躺着，也可以抬高一条腿。准备工作就绪，将避孕套两侧相互摩擦，使润滑剂分布均匀，拇指和中指稍微捏着内环然后食指抵着避孕套的底部，或紧紧捏着内环，用另外一只手分开大阴唇并固定阴道口，慢慢将内环轻柔地放入阴道里面。套底完全封闭，使用时将紧贴阴道的末端，外端的环较大且较薄，使用时将始终置于阴道口外部（2~3cm 的避孕套和外环在阴道外面），以阻隔男性阴茎根部与女性外阴在性生活时的直接接触，较男用避孕套更有效地防止了病菌的传播。若放入时有困难，也可在性交期间借用对方的力将避孕套送到底部。

- 第三步，愉快地性生活。小心地引导阴茎头进入避孕套内，不要把阴茎插到避孕套外面，如避孕套与阴道壁之间，这种情况要拔出后重新插入，如果性交时避孕套被拉出或推入阴道，要重新把避孕套放置到位。

● 第四步,取出和安全丢弃避孕套。性交结束后不必立即取出女用避孕套,为了避免精液溢出,需要在女性站立前取出。取出时,握住避孕套的外环并扭转以封闭精液,然后轻柔地将避孕套拉出阴道。检查女用避孕套有没有破损,如果没有破损,就可以将避孕套折叠装入包装袋,扔进垃圾桶。如果有破损,应该采取补救措施以避免妊娠。

7. 注意事项

(1)使用避孕套避孕,必须坚持每次性交开始前及时使用。

(2)避孕套应在阴凉避光条件下保存,使用前要检查生产日期和有效期。

(3)使用时不要被指甲、戒指、剪刀等利器损坏。

(4)不能将女用避孕套和男用避孕套同时使用。同时使用时,两个避孕套间摩擦会引起避孕套的滑脱或破裂,反而会增加妊娠的风险。

(5)没有证据表明戴两个或两个以上避孕套能起到更好的避孕和预防性传播疾病的效果。戴两个避孕套麻烦且容易脱落或造成破裂,而且肯定没有戴一个那么舒适,会影响性生活中的快感。所以,只要选用正规厂家生产的质量合格的避孕套,戴一个避孕套就可以了。

(6)性交时避孕套破裂或完全滑脱,主要是由于使用不当造成,发生率较低,约占 2%。如果出现避孕套滑脱或破裂,应立即采取补救措施,72 小时内服用紧急避孕药或 120 小时内放置含铜节育器能降低女性妊娠的风险。如果确定性同伴为 HIV 感染者或患有其他性传播疾病,应到正规医疗机构进行咨询。确定 HIV 暴露,可采用抗逆转录病毒药物进行预防性治疗,有助于减少 HIV 传播;如果可能患有其他性传播疾病,可进行推测性治疗,也就是可以视同已被感染进行治疗。

8. 常见的不良事件及处理

极少情况下，有些使用者可能会发生过敏反应。发生一般过敏时，与乳胶接触部位的皮肤出现潮红、瘙痒、皮疹或肿胀；重度过敏时，与乳胶接触后，身体的大部分皮肤出现荨麻疹或皮疹、头晕、呼吸困难等。过敏者应立即停用，及时就医，并根据严重程度给予适当的抗过敏治疗。

9. 已知的健康益处

（1）预防性传播疾病。避孕套是物理屏障，正确使用避孕套还可以防止精液中、阴茎上或阴道内感染的病原体通过性活动相互传播，可以很好地预防性传播疾病。因此，坚持每次性生活都能全程、正确使用避孕套，不仅有避孕作用，还可以有效预防通过性行为传播的疾病，如艾滋病、乙肝、人乳头瘤病毒感染等。

（2）避孕套还可以辅助治疗某些男性性功能障碍。有早泄情况的男性采用避孕套后，可降低龟头局部兴奋性，有助于延长性交时间。尤其是一些男性年龄比较大，往往会有性功能衰退的情况，使用避孕套也能够很好地促进性功能。

（3）治疗某些免疫性不孕。有些不孕的女性体内存在抗精子抗体。性交后精子进入宫颈黏液，其中的抗体可使精子凝集或制动，使之不能上行进入子宫腔，从而导致不孕。若采用避孕套 3～6 个月，可暂时断绝与精液的接触，待妇女体内抗精子抗体的滴度下降，停用避孕套后短期内有可能受孕。

（4）有些女性对男性精液会有过敏反应，使用避孕套还可以防止女性出现精液过敏的现象。

（5）可以阻断包皮垢与子宫颈的接触，有助于降低宫颈癌的发生。人乳头瘤病毒是宫颈癌致病的明确危险因素，使用避孕套可以预防人乳头瘤病毒感染，从而预防宫颈癌。

（孙志明）

第七节 外用避孕药

1. 什么是外用避孕药

外用避孕药的有效成分是具有杀精作用的药物,通常称为杀精剂,目前常用的是壬苯醇醚,因与不同的赋形剂一起制作,可形成不同的剂型,包括栓剂、膜剂和凝胶剂等,还可以附加在阴道海绵内使用。栓剂通常含壬苯醇醚 80~100mg,膜剂含壬苯醇醚 50mg,凝胶剂含 4% 壬苯醇醚。

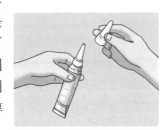

2. 避孕作用

外用避孕药的主要药物成分可通过破坏精子细胞的细胞膜,杀灭或削弱精子的活力;同时赋形剂也可以消耗精子的能量,或在宫颈管外口形成泡沫或薄膜状物,阻止精子和卵子相遇而发挥避孕作用。

3. 使用效果

常规使用情况下,外用避孕药是避孕效果较差的方法之一,即使正确并坚持使用时,每 100 位妇女中每年仍可有 8 例怀孕。由于这种避孕方法在使用时会受到很多人为因素的干扰,如果不能掌握正确的使用方法,那么每 100 位妇女中每年会有高达 32 例怀孕。

4. 优缺点

(1)优点:妇女可以自主使用;非处方药物,获取时无须医生开具处方;使用前无须进行任何检查;可以在任何时候选用,不受闭经或哺乳等情况的影响;不干扰内分泌;具有润滑作用。

(2)缺点:失败率高、避孕效果差;使用不方便,需要提前置入阴道,等待数分钟才可进行性生活,会影响性生活质量。

5. 适用人群与不适用人群

(1)适用人群:一般情况下,育龄夫妇均可使用外用避孕药。

(2)不适用人群

- 对杀精剂或赋形剂成分如泡沫、凝胶过敏人群;
- 可疑生殖道恶性肿瘤及不规则阴道出血人群;
- 子宫脱垂、阴道壁松弛、会阴重度撕裂伤人群;
- 艾滋病患者或存在 HIV 感染高风险人群;
- 急性生殖道感染人群。

6. 如何使用

(1)栓剂和膜剂的具体使用方法

- 栓剂:性生活前,从塑料壳包装上撕下 1 枚栓剂,从下端将前、后塑片分开,向上拉,使两塑片分离,取塑料指套一只套在食指上,取仰卧位,将栓剂圆锥头部分朝向阴道,用戴套手指将避孕栓缓慢送入阴道深部后穹窿处(约一食指长),一次 1 枚,放入后等待 5 分钟,药物溶解后方可开始性生活。

- 膜剂 – 女性使用:性生活前撕开包装,注意包装内每张药膜是用防潮纸隔开的,取用时不要错拿隔离纸,然后将药膜对半折叠,揉成松软小团,用干燥(否则药膜会粘在手指上)的食指将其放入阴道深部后穹窿处(约一食指长),最大用量每次不超过 2 张,放入后需等待 10 分钟,药物溶解后方可开始性生活。

- 膜剂 – 男性使用:如果男性使用药膜,应将药膜贴在湿润的阴茎头上,插入阴道深处停留 2~5 分钟(对性生活质量会有所影响)。

(2)凝胶的具体使用方法:性生活前 3 分钟,拔掉推进器的无菌盖帽,将盖帽插入推进器尾部,取仰卧位,将推进器前端插入阴道深部后穹窿处(约一食指长),推动活塞至底端,使凝胶均匀涂布宫颈口及周围,然后抽出推进器,即可开始性生活。

7. 注意事项

(1)使用前检查外包装,避免使用受损或过期的产品。

(2)药物置入后不要马上坐起或站立,避免药物溢出。

(3)若放入30分钟内未进行性生活,再进行性生活时必须再次放药;重复性生活者,每次均需放药。

(4)不宜和其他阴道用药同时使用。

(5)性生活后不推荐进行阴道冲洗,因为会冲掉杀精剂,还会增加性传播疾病感染的风险。如果必须冲洗,建议性生活结束6小时以后进行。

(6)性生活过程中若发现未按说明正确使用,应立即采用补救措施,如72小时内服用紧急避孕药或120小时内放置含铜节育器。

8. 常见的不良反应及处理

(1)部分使用者对杀精剂过敏,生殖器局部出现瘙痒或疼痛、皮疹等,应立即停用,可酌情使用抗过敏药治疗。

(2)阴道分泌物增多,应立即停用,并建议前往医院就诊,排除感染后,建议试用其他类型或品牌的外用避孕药。

(3)泌尿系统感染可表现为排尿时烧灼感或疼痛,少量多次排尿、血尿、排尿后疼痛等,如有发生,应立即停用,及时去医院就诊。如果反复发作,建议改用其他避孕方法。

9. 健康益处与风险

(1)健康益处:有助于预防意外妊娠,减少人工流产导致的输卵管阻塞、宫腔粘连、子宫内膜异位症等流产并发症以及继发不孕,保护生育能力。

(2)健康风险:有导致泌尿系统感染的风险,但十分少见。每天多次使用并有机会接触HIV感染者的女性可能会增加HIV感染的风险。因为外用杀精剂会引起阴道刺激,从而导致阴道壁或外生殖器轻微损伤,使妇女更易于感染 HIV,故建议该人群女性使用其他避孕方法。

10. 如何预约随访与继续使用

● 使用外用避孕药无须定期随访,但妇女可随时就诊,如果突然感觉身体出现了严重的健康问题,如感觉发生了严重的过敏反应,应立刻去医院就诊。

● 妇女要关注自身是否能坚持并正确使用外用避孕药,在使用中是否遇到什么问题或麻烦等,相关的问题可以与医务人员进行充分讨论,从而更好地掌握使用方法,提高避孕效果。

● 妇女也可在随访时向医务人员咨询所需外用避孕药的获取或购买途径。

● 如果长期使用外用避孕药,应关注自己的妊娠计划和身体状况,从而选择适宜的避孕方法。

11. 解疑释惑

(1)外用避孕药会导致出生缺陷吗?

不会。有证据表明外用避孕药不会导致出生缺陷。如果妇女在使用外用避孕药时妊娠或在妊娠期间意外使用了外用避孕药,都不会对胚胎造成伤害。

(2)外用避孕药可以避免性传播疾病吗?

不可以。为了预防性传播疾病,需要同时使用避孕套。

(3)经常使用外用避孕药,会导致生殖道罹患癌症吗?

不会。外用避孕药不会引起癌变。

(裴开颜 张 敏)

第八节　安全期避孕法

1. 什么是安全期避孕法

安全期避孕法是女性在排卵期内停止性生活的一种避孕方法,因其不用任何药物、器具,仅利用自然的生理现象而进行避孕,故也称为自然避孕法,包括:月经日记卡法、基础体温测量法、宫颈黏液观察法。

2. 避孕作用

正常育龄女性每个月来一次月经,从本次月经来潮开始到下次月经来潮第一天,称为一个月经周期。如从避孕方面考虑,可以将妇女的每个月经周期分为月经期、排卵期和安全期。排卵发生在下次月经来潮前 14 天左右。由于排出的卵子最多存活 1~2 天,而精子在女方生殖道内约能存活 5 天。我们将排卵日的前 5 天和后 4 天,连同排卵日在内共 10 天称为排卵期,即易受孕期或危险期,其余时间为安全期。若在每次易受孕期禁止性方面的欲望,停止性生活,不给精子和卵子相遇的机会,为周期性禁欲,则可达到避孕的目的。

- 月经日记卡法:主要适用于月经周期规则的女性,排卵通常发生在下次月经来潮前的 14 天,据此推算排卵前后 4~5 天为易受孕期,其余时间属于安全期。

- 基础体温测量法和宫颈黏液观察法:根据基础体温和宫颈黏液的变化来判断排卵日,基础体温曲线变化于排卵时并不恒定;宫颈黏液观察,需要经过培训才能掌握。

3. 使用效果

安全期避孕失败率高,主要原因如下:

(1)安全期需要避开排卵期,但排卵会受很多因素影响,如疾病、情绪紧张、环境变化、药物等。如果排卵期把握不好,性生活后就可能怀孕,因此安全期并不安全。

(2)安全期避孕法看似简单,实际这种避孕方法的科学性很强,要求使用者严格遵循规律,并需要专业技术人员的正确指导,如不严格掌握规则,则避孕失败率较高。

4. 优缺点

安全期避孕法包括月经日记卡法、基础体温测量法、宫颈黏液观察法等,各有其优缺点。

(1)优点:性生活是在正常状态下进行的;方法简便,无需药物及器具;无不良反应;无需手术;有助于防护意外妊娠的风险;有助于妇女知晓自己的身体和生育;无已知的健康风险,对禁欲的男性无伤害;不要求有文化或高等教育背景,可以得到满意的性快感;与其他药物、器具、手术等方法相比,有自然、经济、实用、无害等优点,更易被人们接受。

(2)缺点:禁欲期长,夫妻双方易有精神压力,需要双方相互体谅;若不能严格掌握或使用不当,容易导致失败,失败率为10%~20%(即每100位妇女使用第1年时发生10~20例妊娠)。

5. 适用人群与不适用人群

(1)适用人群
- 月经日记卡法与基础体温测量法:月经周期基本规律(26~32天),无特殊情况的女性。
- 宫颈黏液观察法:理论上,宫颈黏液法能在各种情况下应用。但是,处于特殊阶段的妇女,如哺乳期、流产后、近绝经期或月经不规则、生殖道炎症等,使用此法有一定困难,需特殊引导,属于慎用范畴。

(2)不适用人群
1)月经日记卡法与基础体温测量法
- 月经周期不规律或处于特殊阶段(产后、哺乳期、流产后、初潮

后不久和围绝经期等)的女性这两种方法均属禁忌;

- 阴道不规则出血者禁用月经日记卡法;
- 不能坚持测量基础体温者禁用基础体温测量法。

2)宫颈黏液观察法

- 因疾病或宫颈手术后无宫颈黏液分泌者;
- 不能掌握观察要领者。

总之,安全期避孕法只适用于月经正常的女性。安全期避孕的成功,取决于对排卵期的正确认识,如果缺乏这方面的知识,安全则无从谈起。但有时因环境改变或情绪变化可使排卵提前或推迟,所以不够准确,避孕失败率较高。

6. 如何使用

(1)月经日记卡法

也称日期计算避孕法,或称为日历表法、日期计算法、周期禁欲法及自然计划生育法等。首先要知晓安全期的具体时间,确定排卵日期。

将排卵日的前5天和后4天称为排卵期,其余除月经期以外的时间则称为安全期。安全期又分为排卵前安全期和排卵后安全期。从月经干净到排卵期开始的前一天为排卵前安全期;从排卵期结束后的第一天到下次月经来潮的前一天为排卵后安全期。排卵后安全期比排卵前安全期更安全,这是因为有些妇女有时受环境变化和情绪波动等影响使排卵提前,这样排卵前安全期就会缩短,而自己并不知道,排卵前安全期就不大安全了。一般女性在一个月经周期中先后排两次卵的机会是极少的,即排卵后到下次月经来潮前这段时间一般不会再发生第2次排卵,所以,排卵后安全期就比较安全。具体计算方法按个人月经周期长短而定。

- 多数妇女每28天月经来潮一次。月经第1~9天是前安全期(需要注意的是,此期包括月经期,若除去月经5~7天的时间,前安全期月经干净时间仅剩2~4天),月经第10天是危险期的开始,第17天是危险期的结束(此段时间也称为易受孕期),第18天以后至下次月经来潮为后安全期(此段时间也称为不易受孕期)。也就是说,月经周期的第 10~17 天(易受孕期)需要禁欲,避免无避孕措施的性生活。

- 有些妇女每 32 天月经来潮一次。月经第 1~13 天是前安全期,月经第 14 天是危险期的开始,第 21 天是危险期的结束(易受孕期),第 22 天以后至下次月经来潮为后安全期(不易受孕期)。也就是说,月经周期的第 14~21 天(易受孕期)需要禁欲,避免无避孕措施的性生活。

- 还有一些妇女平时月经周期为 28~31 天,月经周期最长 31 天,最短 28 天。月经第 1~9 天是前安全期,第 10 天是危险期的开始,第 20 天是危险期的结束(易受孕期),第 21 天以后至下次月经来潮为后安全期(不易受孕期)。也就是说,月经周期的第 10~20 天(易受孕期)需要禁欲,避免无避孕措施的性生活。

(2)基础体温测量法

基础体温也称静息体温,指人体处于完全休息状态的体温。性成熟女性月经周期中基础体温呈低温及高温的双相型:排卵前基础体温约 36.5℃,为低温相;排卵后卵巢黄体形成,分泌孕激素,孕激素的致热作用可使基础体温升高,比平时升高 0.2~0.5℃,体温达 36.7~37.0℃,为高温相,一直维持至下次月经来潮前。当体温由低升高后一般表示排卵已经完成。根据基础体温周期性变化规律,选择安全性生活以达到避孕目的。具体方法如下:

- 避孕妇女在睡前备好体温表,水银柱甩到 35℃ 左右,放在卧床时随手可取到的地方。

- 每日睡醒后不讲话、不活动、不起床,立即测量口腔(或肛门)温度,3 分钟以上。如为夜班工作的妇女,也可在白天持续睡眠 6 小时以上后测量。

- 每日把体温记录在体温记录表上,便于观察。

- 测得体温的读数如在两个小格之间,应记录低限的温度。如测得体温在 36.4℃ 和 36.5℃ 之间,应记录 36.4℃。

- 在体温记录表上体温由低到高的那天做记号,即排卵日,在此后连续 3 日的高温相后，一般作为不易受孕期的开始。在不易受孕期才能进行性生活，在此以前均应禁欲。本法避孕禁欲期较长，必须男女双方共同合作。

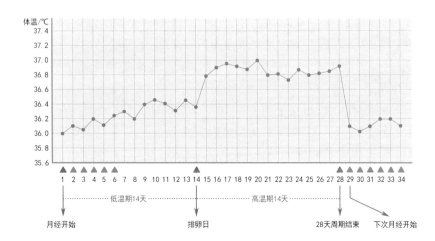

若基础体温测量法与宫颈黏液观察法相结合，则能更准确地观察排卵期。因为宫颈黏液高峰日早于基础体温升高日，故这两者结合能提高避孕效果。有些妇女排卵期有腹痛或出血，乳房胀痛、水肿和胀满等症状，也可将此现象作为观察的辅助指标。

（3）宫颈黏液观察法

宫颈黏液是由子宫颈分泌的无色或黄色透明的凝胶状液体，受卵巢激素影响，其性状与分泌量呈周期性变化。根据宫颈黏液周期变化进行排卵期的观察，避开排卵期进行性生活，可达到避孕的目的。排卵前至排卵发生，阴道口黏液由湿而滑突然变得黏稠或干燥。干燥期黏液性质突然变化的前 1 天，也就是有湿而滑感觉的最后 1 天，称为"黏液峰日"。黏液峰日几乎与黄体生成素峰日同时出现（指排卵日期），是最易受孕日。如果女性本人对"黏液峰日"识别困难或感觉繁琐，可采用验排卵试剂自行测试，以确定排卵日。目前国内市场上有多种检测排卵的产品（验排卵试纸或验排卵测试笔）。

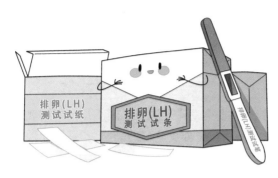

　　一般在预计排卵日前4天开始每天监测,可将验排卵试纸放入准备的尿液杯中,或将准备的尿液用滴管滴入验排卵测试笔的检测孔中,一般1~3分钟,如果验排卵试纸或验排卵测试笔出现两条有色条带,表示已经出现黄体生成素峰值,将在24~48小时内排卵(详见每种检测排卵产品的说明书)。总之,测排卵与测早孕一样,可自行测定,确定排卵日。

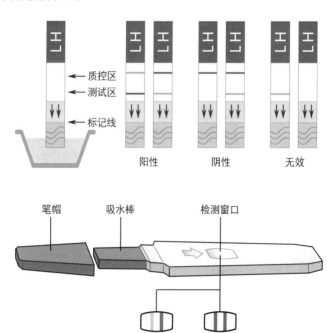

黏液峰日(即宫颈黏液最多之日)后第 4 天至下次月经来潮前,为不易受孕期,无论白天和晚上都可以有性生活,而且可以连续过性生活。

7. 注意事项

前面已叙述了安全期避孕法只适用于月经周期规律、长期同居、生活规律、双方能相互配合及谅解的夫妇,若采用此种方法避孕的女性,需注意以下几点:

- 许多疾病会改变女性的排卵时间,如内分泌疾病、肾脏疾病等。如果在此期间用安全期避孕法,常可导致避孕失败。

- 经期性生活一般不会导致怀孕,但经期有意外排卵的可能,而且经期性生活容易引起感染,有百害而无一利。女性应尽量避免经期性生活。

- 如果是处于绝经期年龄的女性,当阴道还有少量出血时,应在出血停止后第四天才可过性生活,因为这种出血可能是排卵引起,此时性生活怀孕的风险较高。

- 如果女性曾口服避孕药避孕,在停服避孕药后的前几个月可能会出现排卵不规律或月经不规则,因此这几个月应尽可能不采用安全期避孕法。

- 禁欲是指不仅要避免性生活,而且还要避免生殖器的接触。

- 干燥期是不易受孕阶段。女性只有经过一整天的观察,才能确认这天仍处于干燥期,所以只能晚上性生活。性生活后的第 2 天上午,精液、阴道分泌物等会从女性生殖道流出,与宫颈黏液不易区分,故只能在这天晚上停止性生活,即在第 3 天晚上再进行性生活。如果性生活不是晚上或早晨,那么应该调整观察时间,避免混淆精液和分泌物。

总之,为了达到避孕目的,需要男女双方共同配合,各方均不能单独采用这种避孕方法,需要双方相互体谅。

8. 可能发生的常见问题及处理

未掌握安全期避孕方法,对排卵日期判断错误,导致采用此避孕方法失败。多是由于女性排卵的时间受外界环境、气候、本人的情绪以及健康状态等因素影响,可出现排卵推迟或提前,且还有可能发生额外排卵。因此,由于上述原因使得安全期无法准确计算,避孕失败。

处理建议:月经不规律、探亲、新婚或未掌握安全期避孕法的女性,不建议用此法,以防使用方法不当,致使意外妊娠。需要提醒女性朋友注意,如未能很好地掌握安全期避孕法,其使用的成功率并不高,女性最好能根据自身具体情况,选择有效的避孕方式。

9. 健康益处与风险

安全期避孕方法有助于降低意外妊娠的风险,没有不良反应或健康风险,所有妇女均可使用这种避孕方法,但某些情况会使这种避孕方法难以有效使用。

10. 解疑释惑

(1)月经期内性生活可以避孕吗?

说法不正确。只要月经期内出现排卵(特别是有些女性月经的周期较长),精子与卵子相遇就可能受孕,此外,月经期性生活容易使女性生殖道受到感染,故不推荐。

(2)自然避孕方法需要自我培训吗?

是的。一般经过 2~3 个月的自我训练和观察,就可掌握宫颈黏液分泌的规律,就能恰当地使用自然避孕方法,同时需要夫妻双方密切配合,有效率可达 98%。

(方爱华)

第九节　体外排精法

1. 什么是体外排精法

体外排精是男性在性交达到高潮时,将阴茎抽出体外而非在女性阴道内射精的过程。体外排精是一种古老的避孕方法,也称为性交中断法或"撤出"法。这一方法的避孕原理是通过阻止精子和卵子相遇而发挥避孕的作用。

2. 使用效果

在常规情况下,避孕效果较差。由于阴茎撤出的时间或时机不能保证完全正确,在使用第一年,每 100 位男性伴侣使用体外排精法的妇女中,约有 20 例会发生妊娠。如果每次性生活均能正确使用体外排精法,在使用第一年,避孕有效率能达到 90%~96%。即使正确掌握这种避孕方法,由于在性交过程中,处于性兴奋状态的男性可能有附属性腺分泌液,在射精之前或没有射精的情况下,阴茎排出的液体中也含有精子,这种液体中的精子数量可能足以导致怀孕。因此,与宫内节育器、口服避孕药等其他避孕方法相比,体外排精法的避孕失败率较高,一般的妇产科医生和专家都不建议将其作为一种有效的避孕方法。

3. 优缺点

(1)优点:体外排精避孕法简便,可以不借助任何避孕器具,从而减少因使用这些器具带来的一些对身体的可能伤害;另一方面,如果想怀孕的话,可以无需等待并立即开始备孕。青少年群体中选择体外排精作为避孕方法的比较多,原因在于性交前男女双方均不需要为避孕做过多的准备及额外经济上的花费。

(2)缺点:使用体外排精法避孕失败率较高。性交过程中,男性阴茎勃起,同时处于精液分泌阶段,有少量精液有可能流出尿道口;多数男性自我控制射精时机困难,易失误导致部分精子射入阴道。

4. 适用人群

所有男性均可以在任何情况下使用体外排精法进行避孕,但是对包括艾滋病在内的性传播疾病没有预防作用。

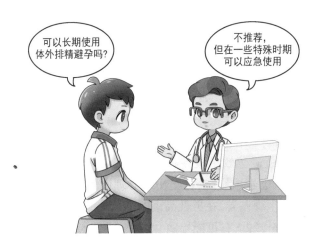

5. 具体使用方法

使用体外排精法的男性在感觉即将射精时,应当将阴茎撤出阴道,在阴道外射精,防止精液接触妇女的外生殖器。如果男性刚有过射精,在性交前,应当排尿并擦拭阴茎头以清除残存的精子。

6. 注意事项

由于体外排精法的避孕效果较差,如果男性在性交时,不能正确掌握撤出的时机,建议双方在采用该方法的同时使用其他避孕方法,直至男性觉得在每次性交时均能正确地使用该方法。

7. 可能发生的问题及处理

对某些男性而言,如不能持续感觉何时将要射精,或者有可能早泄,体外排精有可能会导致避孕失败。

8. 健康益处与风险

正确使用体外排精法能有效防止意外妊娠,在特殊时期可作为应急措施,偶尔采用体外射精,可以起到一定的避孕效果。但体外排精法存在避孕失败率高等诸多弊端,一般不作为推荐的避孕方法。

9. 解疑释惑

(1)体外排精法靠谱吗?

可能导致避孕失败。如使用体外排精法的男性在撤出阴茎之前已经射精,女性可使用紧急避孕药或含铜节育器进行紧急避孕补救。

(2)可以长期采用体外排精法吗?

不宜。一是避孕效果较差,失败率高;二是男性长期采取该方法,易对心理状态造成影响,甚至出现心理性勃起功能障碍;三是由于男女双方的生理差异,在男性高潮时强行中断性交进行体外排精,会使女方性兴奋降低,有可能导致女方性冷淡。

(周　健　巴　磊)

第十节　紧急避孕法

1. 什么是紧急避孕法

紧急避孕法是指在没有避孕或觉察避孕失败的性生活以后,在几个小时到几天之内采取的、防止发生意外怀孕的补救方法。我国目前可以使用的紧急避孕法可以分为两大类:紧急避孕药和含铜节育器。

2. 避孕作用

紧急避孕药的作用原理是多方面的,从某种意义上讲,紧急避孕药精确的作用原理目前还不能完全确定,并且随着性生活时间以及服用紧急避孕药在月经周期中时间的不同而不同。有的研究显示,在女性排卵前服用紧急避孕药会抑制或延迟排卵,干扰精子与卵子的结合;有的研究发现,服用紧急避孕药后,子宫内膜会发生改变,影响子宫内膜的发育,从而影响受精卵的着床;还有一些研究认为,紧急避孕药会干扰卵巢的功能从而避免怀孕。成功怀孕需要具备各方面条件,紧急避孕药的这些作用原理可能会同时发生作用而阻断受孕,但也有可能并不是唯一的作用原理。

3. 使用效果

最新的紧急避孕有效性研究结果显示,在 1 次无保护性生活后,如果能正确使用紧急避孕方法,含铜节育器的失败率最低,其次为米非司酮紧急避孕药,排名第三的是左炔诺孕酮紧急避孕药。单次口服左炔诺孕酮紧急避孕药(1.5mg)与口服 2 次左炔诺孕酮紧急避孕药(间隔 12 小时口服,每次 0.75mg)相比,没有差异性。

世界卫生组织的研究结果已经证实,越早使用紧急避孕药,防止意外怀孕的效果越好。

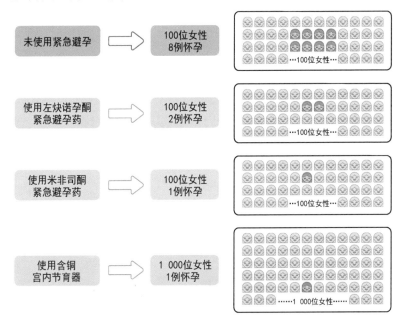

4. 优缺点

(1)优点:紧急避孕用于没有使用避孕措施或避孕失败的性生活后,是防止意外怀孕的最后一道防线。

（2）缺点：紧急避孕是性生活以后为了防止意外怀孕而采取的补救措施，紧急避孕药的用药剂量比常规避孕药大很多，但其有效性低于常规避孕药，产生的副作用明显高于常规避孕药，因此绝不能用紧急避孕药来代替常规避孕。

5. 适用人群与不适用人群

（1）适用人群

适用于女性紧急避孕，即在没有使用避孕措施或其他避孕方法偶然失误的性生活后使用，包括下列情况：

- 未采取任何避孕方法；
- 避孕套破裂、滑脱或使用不当；
- 口服避孕药连续漏服 2 片或 2 片以上；
- 单纯孕激素避孕针，如醋酸甲孕酮、庚炔诺酮，注射时间延迟超过 2 周；
- 每月注射 1 次的雌孕激素复合避孕针注射时间延误超过 3 天；
- 避孕皮肤贴膜、阴道避孕药环放置不当、延迟放置或过早取出；
- 体外排精失误（如在阴道内、阴道口或外阴处射精）；
- 外用杀精剂起效前进行性生活；
- 安全期计算错误，易受孕期禁欲失败；
- 发现节育器脱落；
- 无可靠避孕方法的女性遭到性暴力伤害以后。

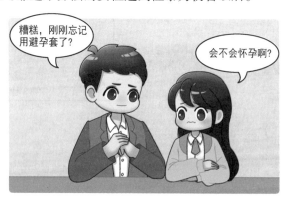

出现以上任何一种情况,都应该尽早使用紧急避孕法来预防意外怀孕。

(2)不适用人群

● 已经确定妊娠的女性禁用紧急避孕,因为任何紧急避孕的药物和方法都不能终止妊娠;

● 一个月经周期内,有过多次无保护性生活的女性,不宜使用紧急避孕药;

● 左炔诺孕酮紧急避孕药不适用于已知或可疑妊娠、乳腺癌、生殖器官癌、肝功能异常或近期有肝病或黄疸史、静脉血栓病、脑血管意外、高血压、心血管病、糖尿病、高脂血症、偏头痛、精神抑郁症患者及年龄≥40岁等情况;

● 含铜节育器用于紧急避孕时的禁忌证与常规放置节育器相同(详见第二章第一节相关内容)。

6. 如何使用

我国各种紧急避孕药品的具体使用方法如下:

● 左炔诺孕酮 0.75mg/ 片:在无保护性生活或避孕失败后 72 小时以内,口服 1 片,12 小时后再口服 1 片。

● 左炔诺孕酮 1.5mg/ 片:在无保护性生活或避孕失败后 72 小时以内,口服 1 片。

● 米非司酮 5mg/ 片(10mg/ 片):在无保护性生活或避孕失败后 72 小时以内,空腹或进食 2 小时后口服 5mg 2 片(10mg1 片),服药后禁食 1~2 小时。

● 米非司酮 25mg/ 片(12.5mg/ 片):在无保护性生活或避孕失败后 72 小时以内,空腹或进食 2 小时后口服 25mg 1 片(12.5mg 2 片),服药后禁食 1~2 小时。

7. 注意事项

(1)紧急避孕药品的注意事项

● 紧急避孕药是用于避孕失误的紧急补救措施,不是引产药,已经确定妊娠的女性,禁止使用紧急避孕药,因为紧急避孕药对已经确定的妊娠没有任何流产作用。

● 不宜作为常规避孕药,只能对 1 次无保护性生活有事后避孕的作用,对服药后发生的性生活不再有避孕效果,服药后至下次月经前应采取可靠的避孕措施。

● 服用 0.75mg 剂量的左炔诺孕酮紧急避孕药时,如果在 12 小时后忘记服第 2 片药,应在想起来的时候尽快补服。或者一次性口服 1.5mg 剂量的左炔诺孕酮紧急避孕药,也不会影响避孕效果。

● 在无保护性生活后服药越早,紧急避孕药发挥防止意外怀孕的效果越好。

● 虽然偶尔使用紧急避孕药是非常安全的,但只能偶尔使用,不可以经常、反复使用,更不可以代替常规避孕方法。

● 如服药后 2 小时内发生呕吐反应,应立即补服 1 片。

● 适用于 17 岁以上人群,17 岁以下如需使用请咨询医生。

● 服药后的 3~5 周如出现子宫不规则出血或严重下腹疼痛,应及时就医以排除异位妊娠。

● 服药可能使下次月经提前或延期,如逾期 1 周月经仍未来潮,应立即到医院检查,以排除妊娠。

● 建议哺乳期妇女服用本品后暂停哺乳至少 3 天,在此期间应定时将乳汁挤出。

● 紧急避孕药不能预防和治疗性传播疾病。

● 即使是不宜使用常规避孕药的女性,如有心脏病、血栓栓塞、脑卒中等风险或其他不宜使用激素类避孕药的情况,使用紧急避孕药也是安全的。因为常规口服避孕药需要每天服用,而紧急避孕药只需要偶尔使用 1 次,作用时间非常短暂,两者对人体的影响是不一样的。紧急避孕药对 HIV 感染者、艾滋病患者以及采用抗逆转录病毒治疗的女性,也都是可以安全使用的。

● 对紧急避孕药过敏者禁用,过敏体质者慎用。

● 药物性状发生改变时禁止服用。

● 应放在儿童不能接触的地方。

- 如正在服用其他药品,使用本品前需要咨询医生或药师。

(2)含铜节育器用于紧急避孕的注意事项

- 含铜节育器紧急避孕的时间范围大,可以在无保护性生活后7天(168小时)内使用,但必须去医疗机构,由受过专业培训的医务人员进行手术操作。

- 适用于对激素药物有禁忌的女性,没有激素药物服用后产生的恶心、呕吐等常见不良反应,但在放置节育器时,可能会导致疼痛等不适感(对未产妇尤其明显),放置后可能会出现下腹痛、阴道点滴出血等副作用。

- 适用于在一个月经周期内有多次无保护性生活女性的紧急避孕。

- 避孕有效期长,含铜节育器的使用有效期通常为10年,以后还可以作为常规避孕方法继续使用,特别适用于希望长期避孕的女性。

- 对紧急避孕后的性生活也有避孕作用。

8. 常见不良反应及处理

(1)常见的不良反应

根据最新的研究数据,使用紧急避孕药后会出现恶心、呕吐、类早孕反应、阴道点滴出血、头晕、头痛、乳房胀痛、腹痛、腹泻、皮疹、疲倦、白带增多等不良反应。

目前研究发现,米非司酮紧急避孕药与其他紧急避孕措施相比,最容易发生的不良反应是月经延迟,也是米非司酮紧急避孕药最主要的不良反应,并且与服用剂量相关。含铜节育器与其他紧急避孕药相比,最容易发生的副作用是腹痛,具体可参考"第二章第一节含铜宫内节育器"副作用的处理相关内容。

(2)不良反应的处理

紧急避孕药的不良反应一般来说比较轻微,无需特殊处理。但如果持续时间超过24小时,要及时就医,请医生进行相应的诊治。

- 恶心、呕吐：如果服用紧急避孕药品后的 2 小时内发生呕吐，需重新补服 1 次。
- 月经延迟：如果服用紧急避孕药品后月经延迟超过 1 周以上时间，应考虑是否怀孕，并去做相关的检查，如妊娠试验等。
- 阴道点滴出血：服用紧急避孕药品后发生的阴道少量出血，并不会对身体造成危害，不用处理也会自行停止。但也可能是因为某些严重问题所导致的，如异位妊娠，如果同时出现下腹疼痛，应及时去医院做相关的医学检查和处理。
- 其他：其他的一些不良反应，如乳房胀痛、头痛、头晕、疲乏等，通常发生在服药后的 1~2 天内，持续时间不超过 24 小时，一般不需要处理。

9. 健康益处与风险

（1）健康益处：有助于防止发生意外怀孕和人工流产的风险。

（2）健康风险：偶尔使用紧急避孕药是安全的。服用紧急避孕药后，有时会出现一些轻微的不良反应，最常见的如恶心、呕吐等，无需特殊处理。出现严重不良反应的情况非常罕见，但必须警惕，包括异位妊娠、严重腿痛、严重腹痛、血栓、胸痛、偏头痛、严重头痛、眩晕、晕厥、抽搐、面瘫、视力模糊、说话困难、黄疸（巩膜、皮肤、黏膜等处）等，一旦出现这些情况，请立即到医疗机构就诊，不要耽误。

10. 解疑释惑

（1）我国目前有哪些可以使用的紧急避孕药品种？

我国医疗机构和药店可以购买和使用的紧急避孕药品种包括：左炔诺孕酮片、左炔诺孕酮肠溶片、左炔诺孕酮分散片、左炔诺孕酮肠溶胶囊、左炔诺孕酮胶囊、左炔诺孕酮滴丸、米非司酮片、米非司酮胶囊、米非司酮软胶囊，这些紧急避孕药品通用名称可以为使用者提供参考。另外，国外有一种新型的紧急避孕药：醋酸乌利司他，可于无保护性生活或避孕失败后 5 天（120 小时）内服用，但目前在我国仍处于研究开发阶段，还没有被批准上市。

在我国,药品的外包装盒上会要求标明药品的通用名称和商品名称。药品通用名称是药品的法定名称,相同成分或相同配方的药品具有相同的通用名称。药品商品名称是由药品生产厂商自己确定和注册的。往往同一个通用名称下,由于生产厂商的不同,市场上同时存在多个商品名称的药品。我国要求药品通用名称在外包装盒上要占据三分之一范围,而药品商品名称字体不得大于通用名称所用字体的二分之一,因此药品通用名称会比商品名称的字体更大、更突出。使用者在购买和使用药品的时候,可以通过这些区别很方便地识别出药品的通用名称和商品名称。

(2)紧急避孕药是"晨后片"吗?

紧急避孕药以前在国外也被称为"晨后片"或"事后片",现在都统一使用"紧急避孕药"这个规范的名称,这也说明了两层重要含义:第一,紧急避孕药并不是一定得等到性生活后的第 2 天早晨服用,而是越早服用,效果越好;第二,紧急避孕药只能在紧急情况下使用,不能作为常规的避孕方法使用。

(3)国内哪些地方可以提供紧急避孕服务?

在我国,药店、医疗机构的妇产科、妇幼保健院、各单位医务室、社区卫生服务中心都可以提供紧急避孕药。在获得紧急避孕药时,应向专业医务人员咨询紧急避孕的相关知识,使用者自己也必须仔细阅读药品说明书,按规定服药。如果需要放置含铜节育器,应当前往有条件的医疗机构。

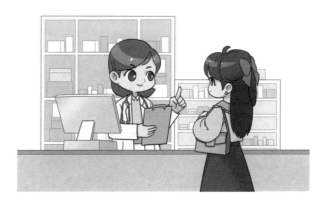

(4) 紧急避孕药可以避孕多久?

紧急避孕药只对 1 次无保护性生活有事后避孕的作用,如果不立即开始使用其他避孕方法的话,下次性生活就有可能怀孕。对一些女性来说,服用紧急避孕药后会延迟排卵,因此在服用紧急避孕药以后有性生活,是最容易导致怀孕的,这个时候,如果想继续避孕,应立即开始使用其他常规避孕方法。

(5) 如果在怀孕期间误服了紧急避孕药,会对胎儿有损害吗?

根据目前国内外最新的研究资料,紧急避孕药对胎儿没有直接的不利影响,在怀孕期间误服了紧急避孕药,出生缺陷胎儿的发生率不会高于原来的水平。所以,服用了紧急避孕药后发现怀孕的女性可以自己决定胎儿的去留。如果不想继续怀孕,可以用手术或药物的方法终止妊娠;如果决定继续妊娠,则不必担心紧急避孕药对胎儿的影响。

(程利南　朱向珺)

第三章 避孕方法知情选择

第一节 青春期

1. 绚丽的青春在成长中绽放

美好的青春期在人生中具有里程碑式的意义,实现了从儿童向成人的转变。女生的青春期一般在 10~11 岁开始,比男生早 1~2 年,至 17~18 岁结束。但是,受遗传、环境、生活习惯、社会经济等因素的影响,青春期的起止时间、生长发育速度在不同地区、不同人种、不同性别和不同个体之间又有着明显差异。世界卫生组织将青春期的年龄范围界定为 10~19 岁,青少年为 10~24 岁,青年期为 15~24 岁。本节中所述青春期的年龄范围为世界卫生组织界定的 10~19 岁。

青春期的生长发育是一个发展的过程。在这一时期,无论男生还是女生,体格发育都发生着明显的变化;心肺、造血、运动功能等也得到了飞速发展;性发育也随之发生,男生、女生都会出现阴毛和腋毛、嗓音变化等第二性征的改变,女生还会出现乳房发育,并经历从月经初潮到形成规律月经的过程。

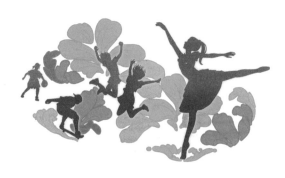

根据不同阶段的主要生长发育变化,又可将青春期分为早、中、晚三期,每期持续 2~4 年,但各期之间的年龄界限并不清晰,主要还是通过各期的生理特点加以区分。

- 青春早期:从第二性征开始出现到女生第一次月经来潮、男生第一次遗精为止,伴有体格生长突增;
- 青春中期:从女生第一次月经来潮、男生第一次遗精开始,到第二性征发育成熟为止,伴有体格生长速度逐渐下降;
- 青春晚期:从第二性征发育成熟到生殖功能完全成熟,体格生长停止,女生开始出现周期性月经,具有生殖能力。

2. 青春期萌动迷茫的性心理

随着性器官的发育和第二性征的出现,少男少女们开始对自己的性发育感到好奇和困惑,有些女生在月经期会情绪波动、注意力不集中,有些男生会因为遗精而感到难堪,有些人会因为青春期痤疮而感到困扰。在寻求和探索这些奥秘的同时,会不由自主地激发对异性的好奇、好感、眷恋和向往,当处在特定的环境或场合时,还会出现性冲动、性幻想、性梦等表现。其实,这些都属于青春期性意识发展的必然表现,应该正确看待,不用过分担心和焦虑,适当地加以控制和调节就能顺利度过、健康成长。

青春期的少男少女独立意识增强、情感丰富、富有幻想,对事物的认知力明显增强,但由于缺乏社会经验,认识水平尚显不足。在矛盾的心理下,往往会出现与父母、师长间的冲突,需要双方的互相理解和尊重。

3. 青春期情窦初开的爱情

青春期恋爱是青春期性成熟过程中,男生和女生之间出现的一种过度亲密的互相接近。由于性发育开始成熟,少男少女本能地产生互相爱慕的情感,有的表现为单相思,有的则打破羞涩的束缚,递纸条、写情书、制造见面机会、约会,还有一些人会偷尝禁果,发生性行为。

处于热恋期的少男少女总会认为自己的爱情是认真的、严肃的、坚不可摧的,但事实上对于什么是真正的爱情,爱情需要承担哪些社会责任和义务还没有清晰的认识。加上缺乏必要的社会实践和独立的经济基础,恋爱期间容易感情冲动,缺乏慎重思考,不计后果地付出一切,而在出现问题时又会变得手足无措,缺少解决问题的经验和能力。

其实,恋爱不仅意味着男女双方的互相欣赏与尊重,还需要有责任和能力担当。青春期少男少女应树立正确的恋爱观,理智处理青春期可能出现的朦胧情感,做到不影响正常的生活和学习,不扰乱家庭和社会的正常秩序。

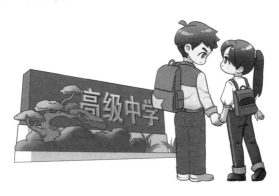

4. 青春期的性行为,浪漫中须承担健康风险

青春期男女的性心理尚不成熟,性行为更多源于本能的生理反应,特别对热恋期的男女来讲,情不自禁地拥抱、亲吻、身体接触激发起性生理本能的强烈冲动,理智上难以抵御。但是,由此带来的健康风险却不容忽视。例如,青春期生殖器官尚未完全发育成熟,无经验的性行为很容易造成生殖道损伤;一旦发生少女妊娠,无论是选择生育还是人工流产,都会给女生带来不可预测的健康风险;过早地开始性生活、早婚、早育和多性伴侣等都是以后发生宫颈癌的高危因素。所以,青春期少男少女要正视这些危害,了解正确的青春期保健知识,提高自我保护意识,学会对自己的未来负责。

首先,避免发生性行为是青春期少女进行自我保护、避免发生意外妊娠的最佳方式。其次,只要预期会发生或已经发生了性行为,男女双方都应共同承担起避孕责任,男生应主动使用避孕套或体外排精,女生可以考虑口服避孕药及安全期避孕等方法。需要注意的是,尽管体外排精、安全期避孕等方法不需要避孕药具的参与、使用方便,但由于这些方法本身的避孕失败率很高,加上青春期性行为冲动、性经验不足、排卵不稳定等特点,不建议作为青春期常规避孕方法来使用;如果发生了无保护的性生活,一定要及时采用紧急避孕方法进行补救,最大限度地避免意外妊娠的发生。如果发生了意外妊娠,不要逃避,不要慌张,切不可因为害怕而私下处理,尽可能寻求双方家长、老师和同学们的帮助,及早到正规医院就诊,减少不安全流产的发生,保护好女生的生育力。

5. 预防性传播疾病

有些少男少女比较开放,会和多个性伴侣保持密切的性关系,一旦其中有人患性传播疾病,这些疾病就会在这群人中快速传播、扩散。避孕套是目前唯一能够预防性传播疾病的避孕方法,但避孕套不是高效的避孕方法,所以,为达到避孕和防病的双重目的,最好联合使用避孕套和一种高效避孕方法,如短效口服避孕药等。

6. 青春期女生应依法保护自己

青春期女生的生理和心理都尚未发育成熟,如果遭受性侵犯,必然会给其身体与精神带来巨大的伤害。遭到性侵犯后,除了必要的法医检查和取材,还需要妇科或妇女保健医师参与诊治。对于已有月经来潮的女生,在发生强迫性行为后应考虑到怀孕的可能,如不能明确安全期,需尽快使用紧急避孕,避免意外妊娠、人工流产带来的二次伤害。使用紧急避孕方法后,如月经推迟 1 周仍未来潮,应警惕怀孕可能,及时到医院诊治。

7. 重视青春期保健

- 保证充足的营养和睡眠:青春期的男生、女生处于人生的第二个生长发育高峰,需要摄取丰富的营养、保证充足的睡眠,才能满足生长发育的需求。

- 加强体育锻炼:青春期是身体发育、身体素质和机能发展的重要时期,适当的体育锻炼可以促进骨骼生长和肌肉力量均衡发展,也可促进心血管和呼吸系统有氧耐力提升,建立良好的运动基础。
- 保持良好的卫生习惯:注意外阴的清洁,每天换洗内裤,未婚女生如无特殊治疗需要,不要随意冲洗阴道;女生应注意经期卫生,行经期使用并勤换清洁舒适的卫生巾,注意保暖,避免劳累,不宜盆浴或游泳,更不宜有性生活;男生女生都不要穿过紧的衣裤;及时关注身体健康状况,有异常时应及时就诊,避免形成长期的健康问题。
- 建立健康的人格:青春期的男生女生应在正确认识自我的基础上建立自信,培养良好的人际关系,保持阳光、健康的心态,避免接触不良环境,不吸烟,不喝酒,远离毒品,抵挡各类色情诱惑,正确对待恋爱、婚姻等问题。
- 预防性骚扰和性侵犯:要增强防范意识,采取恰当的防范措施,学习必要的防身技术。面对可能存在的性骚扰或性侵犯时,可以通过言语、行动拒绝,在确保自己安全的情况下,坚决反抗,并学会用法律武器保护自己。

(茅群霞　杨月华)

第二节　新　婚　期

1. 甜蜜的新婚生活与避孕

成年男女步入婚姻的殿堂,开始新婚期生活,这是家庭形成的最初阶段,也是人生崭新的起点。新婚期作为人生特殊阶段的开始,夫妻生活需要双方的互相包容和磨合。一方面要降低彼此对新生活的期望值,做好适应新生活的心理准备。婚后与单身生活是很不同的,因为双方生活习惯和思维方式不同,新婚期夫妻双方也多多少少都会有些不适应。另一方面夫妻双方原生家庭的相处模式也不同,需要通过不断地磨合达到家庭内外的和谐平衡。

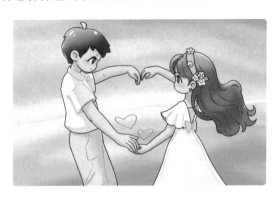

新婚期夫妇双方的关系除了感情的升华,还有身体的密切接触——性生活,这也是健康夫妻生活的重要组成部分,是孕育下一代的保障。然而,由于初次性生活的羞涩紧张和缺乏经验,新婚夫妇在过好性生活的同时兼顾避孕可能存在各种困惑和小问题,很多新婚小伙伴们也因此而寻求医学咨询。这是人生避孕的重要一课,初学者需要先了解这个时期的特点和要求:刚刚开始性生活的女性,由于紧张和盆底肌肉的收缩,生殖道较紧,加上缺乏避孕节育相关的健康知识,某些避孕方法(如避孕套或外用避孕药等)使用不当易导致避孕失败;新婚夫妇双方如果都缺乏性生活经验,宜选择简单、易行的避孕方法,便于掌握和记忆,也不会影响性生活的质量;宜选择避孕效果好且副作用更小的避孕方法,避免意外妊娠。若避孕失败不要轻易进行人工流产,建议先做优生咨询,告知避孕失败史及相关情况再决定是否继续妊娠,以减少不必要的人工流产及其对身体的伤害。

2. 生不生孩子和选择何种避孕方法

无论城市还是农村地区,成年后男女一旦组成了新的家庭,"要不要生孩子"和"何时生比较好"基本上是新婚夫妇首要面临的问题。结婚年龄不同的新婚夫妇生育需求不同,对避孕的需求也有很大差异。新婚后科学避孕的重要性被越来越多的新人所认识。

结婚时年龄小于 25 岁的女性,若计划新婚后先过几年二人世界再考虑生育孩子,避孕措施可选择一些高效可逆、副作用小的避孕方法,如节育器、皮下埋植剂、短效口服避孕药等;若近期(如 1 年以内)有生育计划的新婚夫妇,建议先采用避孕套、外用避孕药等避孕方法避孕,也可以服用短效口服避孕药,但需要参照药品的说明书(如停药一段时间)确定何时可以开始备孕。

结婚时年龄处于 25~29 岁的女性,正处于女性的最佳生育年龄,可以考虑尽快生育孩子,备孕期可选择避孕套、外用避孕药等方法避孕;若因为工作、学业或经济因素不得不推迟生育计划,也可以考虑节育器、皮下埋植剂、短效口服避孕药等高效可逆的避孕方法。

结婚年龄在 30~35 岁的女性,由于女性卵巢功能开始有下降趋势,避孕时间不宜太长,可选用短暂避孕措施如避孕套、外用避孕药和短效口服避孕药等。结婚年龄超过 35 岁的女性,卵巢内卵泡的数量不断减少,生育更易受到影响。很多研究显示,高龄产妇不良妊娠结局发生率明显高于适龄产妇,产后出血、早产、新生儿畸形、新生儿窒息、低体重儿、巨大儿、先天性疾病(遗传性)的发生率均明显升高。在这个阶段,考虑到女性卵巢产生卵子的能力下降及高龄产妇妊娠和分娩的风险增加,一般会选择结婚之后尽快生育孩子,在避孕期可选择短效避孕方法如避孕套、外用避孕药等。

随着现代生活理念的变迁,少数家庭在反复考虑之后选择丁克(即不生育孩子)或患有某些先天性疾病而终身不宜生育,可选用作用更为长久且高效的避孕方法,如男性或女性绝育术,或选用避孕有效期高于 10 年的节育器品种,以避免反复置器(取器)带来的感染风险和精神痛苦等。

3. 潇洒又尴尬的新兴一族也不得不用避孕方法

20 世纪 80 年代,随着新兴文化的进入,一群不想被孩子束缚、想拥有自己生活的"丁克"一族出现了。不过在那个时候,人们的思想并不像现在这样包容,选择丁克的夫妇虽然有着轻松、潇洒、浪漫的生活,但在家庭和社会交往中备受争议,承受了很大的压力;为了避免非意愿妊娠和人工流产,不得不采用长效高效的避孕方法。如果"丁克"一族不能坚持到底,很多年后夫妻双方有一方后悔,生活理念的不同会使婚姻面临破裂,或以后又想要孩子了,因女方年龄大了,想要顺利怀孕会有困难。因此,在决定是否成为"丁克"一族时要慎重。

随着现代快节奏和开放而多元化的生活,不婚不育的状态也随之出现。很多年轻的男女由于共同的学习经历或长期共同工作的原因,有了一定的感情基础,好像新婚夫妇那样进入共同生活的状态。但由于经济因素、工作压力、求学深造等各种原因暂时未进入合法的婚姻状态,也没有生育计划,因此有避孕需求。从未婚同居到合法婚姻可能会有很长的一段时间,甚至一直保持不婚不育的状态,需要有适宜的避孕方法为这种生活状态提供保障。

当前,晚婚晚育已成为常态。根据《民法典》规定:结婚年龄,男性不得早于二十二周岁,女性不得早于二十周岁。研究发现,最近30余年来我国女性平均初婚年龄在波动中上升,2020年某些省份的平均初婚年龄已经突破34岁。从法定结婚年龄到平均初婚年龄的十年左右时间中,她们可能会有固定或不固定的性伴侣,也有性生活,必须要用避孕方法。

为了避免意外妊娠和人工流产,保护生育力,如何选择一个安全高效的避孕措施成为这类群体迫切需要考虑的问题。没有生育意愿的夫妇,应该采用长效高效的避孕方法,如节育器和皮下埋植剂;暂时没有生育计划的夫妇,根据自己想要在何时生育孩子的愿望,选用不同的避孕措施,短期避孕可用避孕套或外用避孕药等,较长时期避孕可选节育器或皮下埋植剂等。如果性伴侣不固定,推荐采用避孕套避孕,或是其他避孕方法外加避孕套的双重保障,以减少生殖道感染的发生风险。

4. 新婚期的一些特殊情况

(1)生殖道感染

近些年,新婚夫妇举行婚礼后选择蜜月旅行已成为一种时尚。

有些新娘在新婚没几天就出现下体(外阴)瘙痒或疼痛,白带变多,色黄,甚至有臭味,小腹时而隐隐作痛,少部分人还有发热,但没有感冒症状。这是由于新娘新婚期疲劳,身体抵抗力下降,性生活频繁或不洁性生活,一些病原体如细菌、滴虫、霉菌等乘虚而入,诱发了生殖道感染,甚至还有衣原体、淋病、梅毒和艾滋病等性传播疾病的病原体。研究显示,新婚期女性下生殖道感染发生率为8%~10%,而生殖道感染会增加女性不孕症、异位妊娠、盆腔炎、流产、早产、死产的概率。因此,一般在生殖道感染的急性期,首先需要消炎对症治疗,禁止性生活;症状缓解后可有性生活,但需要避孕,推荐首选避孕套联合短效口服避孕药。使用口服避孕药期间,如果再次发生急性炎症,建议继续服用直至抗感染治疗疗程结束后再停药,可避免停用避孕药后月经来潮导致的盆腔充血,从而有助于生殖道感染的治疗。

(2)甲状腺疾病

甲状腺疾病在育龄妇女中常见,包括甲状腺功能亢进、减退和单纯性甲状腺肿大等。正常的甲状腺功能状态是维持女性生育能力的一个重要因素,甲状腺功能障碍会影响性激素结合球蛋白和催乳素水平,进而导致凝血功能障碍和各种生育问题,如月经紊乱、排卵障碍、不孕、流产、早产等。因此甲状腺疾病患者新婚以后如有生育计划,应通过适当的临床干预恢复正常的月经周期,以改善生殖功能尽早怀孕。患有甲状腺疾病的女性可选择各种避孕方法,包括短效口服避孕药、皮下埋植剂、节育器等。

(3)先天性心脏病

随着先天性心脏病相关诊疗手段的发展,超过85%患病的婴儿可以活到成年及以上年龄。而患有先天性心脏疾病的成年女性决定结婚时,首先应去前期手术医生那里进行复诊,评估目前的身体状态,并咨询产科医生意见,判定是否适合怀孕。若适合则新婚后应尽早备孕,越年轻,体力和耐受力越强。新婚后的短期避孕推荐采用短效口服避孕药或避孕套。对不适合妊娠者,建议采用高效永久的避孕措施(如男性或女性绝育术等)。

（4）糖尿病

目前中国人群糖尿病总患病率为 11.2%，而且成年人糖尿病患病率仍在上升。患有糖尿病的新婚女性如果血糖控制不好，一旦怀孕对母亲和胎儿的健康均不利，甚至会发生宫内胎儿死亡，因此需要在血糖控制正常后再怀孕。此阶段的避孕措施选择应根据女性患糖尿病年限和有无微血管并发症综合考虑。一般来说，无论是胰岛素依赖性或非依赖性糖尿病都可以选用短效口服避孕药、注射避孕针或皮下埋植剂；但糖尿病病史超过 20 年或已有视网膜病变、肾脏微血管病变等女性不建议服用复方雌孕激素类避孕药，而推荐使用节育器或避孕套；需要避孕时间超过 2 年的女性，可考虑节育器或皮下埋植剂。

5. 新婚期保健

（1）婚检是优生优育的第一步

如何孕育一个健康的宝宝可能是新婚夫妇最关心的问题，婚前检查作为预防出生缺陷的"第一道防线"，重点筛查影响结婚和生育的各种健康问题和疾病，包括严重遗传性疾病、某些传染病、精神病、重要脏器疾病及生殖道畸形等。打算近期结婚的青年男女，应该积极、认真地接受婚前检查。

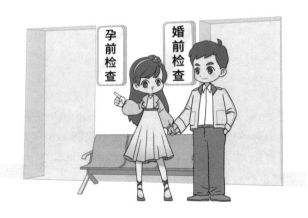

(2)患遗传性疾病的新婚夫妇需要慎重考虑的问题

众所周知,某些代谢性疾病、血液病和肌肉疾病等是可以遗传的。有些新婚夫妇虽然自身并未患有这类疾病,但某一方的父母或其亲属患有类似疾病时也会担心自己的孩子是否会得病,甚至决定不要孩子,这是不正确的,应该寻求专业的遗传咨询。有的遗传性疾病不能生育,有的即使能生育也要告知注意事项,加强孕期检查;如果患严重遗传性疾病或重要脏器疾病而不宜生育的夫妇,可采用适宜的长效高效的避孕方法。

(3)戒烟戒酒是优生优育的必然选择

一些年轻男女有吸烟喝酒的嗜好,而近年来多项研究已逐渐明确,吸烟和饮酒不仅会诱发新婚夫妇本身的心脑血管疾病,父母孕前吸烟和饮酒也会使子代患心脏病的风险大大增加,如每天饮酒量按照酒精浓度计算,超过 60g(50g 为 1 两)则 5 人中可能会导致 1 例畸形儿的发生,25g 以下也并非绝对安全。因此,吸烟和 / 或饮酒的新婚夫妇如果决定生育孩子,首先需要做的就是戒烟 / 戒酒,并避免接触有毒有害物质,为生育健康宝宝做好准备。

(顾 林 姚 捷)

第三节 产后哺乳期与非哺乳期

1. 什么是产后避孕

产后避孕,指婴儿出生后的 1 年内,为防止意外妊娠及过短的生育间隔而采用避孕措施,尽可能降低或规避母婴健康风险。

产后哺乳期避孕,即母乳喂养女性在哺乳期所需选择安全的避孕方法,主要是针对婴儿和母体的安全。

产后妇女(无论哺乳或不哺乳)短期内仍处于血液的高凝状态,应根据分娩后的具体时间点选择避孕方法;短期内应选择对凝血功能无明显影响的避孕方法;哺乳期妇女还要考虑母乳的质和量对婴儿的影响,主要涉及避孕方法是否含有雌激素。

2. 产后母乳喂养的女性需要避孕吗

许多刚生完宝宝的妈妈,受传统观念影响,认为哺乳期孩子在吃奶,没有月经来潮,性生活的次数又不多,因此没有必要避孕,这种想法很不科学。观察发现,产后妇女如果不哺乳,可在产后 4 周左右恢复排卵,大多数的排卵发生在第 1 次月经前,而哺乳妇女排卵和月经的恢复平均为产后 8 个月。现实的情况还有,产后妇女无论分娩方式如何或是否哺乳,40%~57% 的妇女会在分娩 6 周后恢复性生活。由此可见,即使是哺乳且月经尚未恢复的女性,其受孕的风险仍然存在,因此也需要避孕。

3. 哺乳闭经避孕法

哺乳期闭经避孕法是一种自然避孕法,其原理是,当母亲频繁哺乳时,可暂时阻断引起排卵的天然激素的释放,通过阻止排卵而发挥避孕作用。排卵未恢复的情况下,月经一般也不会来潮,反过来可作为排卵未恢复的标志,因此将这种避孕方法称为哺乳闭经避孕法。为保证避孕效果,只有在满足以下 3 个条件时,妇女才可以依赖哺乳闭经避孕法避孕,一是在产后 6 个月内;二是完全母乳喂养(两次母乳喂养之间的时间间隔不超过 4~6 小时),未添加辅食;三是月经未恢复。如果满足这三个条件,无论妇女肥胖或消瘦,避孕效果一样好,均可达到98% 的有效性。需要说明的是,为避免意外妊娠,此方法还是不作为产后妇女首选的避孕措施。一旦不满足上述三个条件,必须立即更换为其他避孕方法。

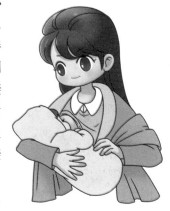

哺乳闭经避孕法对健康的益处:

是一种天然的避孕方法，有助于降低妊娠的风险；哺乳期采用此法对健康无风险。另外，哺乳闭经法不产生用于避孕节育的直接花费。

4. 产后避孕方法选择的时段性

产后一年内，特别是在前 6 个月，无论是阴道分娩还是剖宫产，无论哺乳或不哺乳，女性生理、心理状况均有较明显的变化，有工作的妇女，还存在由于恢复工作所引发的作息时间的变化和挑战。因此避孕方法的选择，需要根据分娩方式和产后各阶段子宫复旧、哺乳、月经恢复、作息时间改变等选择适合自己的避孕方法。世界卫生组织基于避孕方法落实的可行性将产后一年内划分为 4 个时段，包括产后即时、产后 48 小时至产后 6 周、产后大于 6 周至 6 个月、产后大于 6 个月至产后 1 年。本手册结合我国孕产保健的服务情况，考虑到产后 48 小时至产后 6 周不存在对妇女到医疗卫生机构接受常规保健服务的要求，不是落实避孕措施的可行时机，故不做讨论。另一方面，产后大于 6 周至 6 个月和产后大于 6 个月至产后 1 年这两个时段，对避孕方法选择建议的变化也不是很大，因此，为减少重复，弱化了时段性的强调。

5. "躺"失良机——被忽视的产房放置宫内节育器

世界卫生组织将产后 18 个月内的再次分娩视为过短间隔生育，建议应采取措施加以避免。因此，所有产后妇女，无论今后是否还有生育计划，都应该考虑落实节育器或皮下埋植剂。更好的消息是，世界卫生组织推荐在阴道分娩胎盘娩出后 10 分钟及剖宫产术后同时或产后 48 小时内放置节育器，而且无论是否哺乳，含铜节育器和释放孕激素节育器都可以放置。为了强调即时性的特点，国际上还把这个时机简称为"产房放置（节育器）"。"产房放置"的关键是要在产前保健中做好咨询，孕妇自己从中获得必要的知识，有充分的认识，在分娩前做出知情选择。分娩过程中，助产士或产科医生会根据产妇的情况决定是否可以放置节育器，只要胎盘娩出完整，子宫收缩佳，即可放置。此时子宫口较松，便于放置，不会增加出血、穿孔和感染的风险,也不影响子宫复旧。二十世纪七八十年代,我国多有产后即时放置节育器的临床研究和报道,效果很好。但到世纪之交的前后二十年间,产后即时放置节育器似乎已被忽视。近年来,随着对产后避孕的倡导,期望孕产妇对产后即时放置有更多的了解,不要"躺"失良机。

但是,《陈新谦新编药物学》(第18版)(人民卫生出版社)明确左炔诺孕酮宫内节育系统的产后放置应推迟至子宫完全复旧,最早不应早于产后6周。

6. 产后放置释放孕激素缓释系统对母婴并无不良影响

孕激素缓释系统包括释放孕激素节育器、皮下埋植剂和单纯孕激素阴道环。多数孕产妇女及其家属对产后使用孕激素缓释系统心存顾虑,特别对于"产后即时"和"哺乳"尤为敏感,这种对母婴安全的担心,完全可以理解。以释放孕激素节育器为例,我们知道,它每天释放的孕激素(左炔诺孕酮)仅为20μg,主要释放在子宫腔内,作用于子宫内膜,进入血液后的浓度微乎其微,再进入乳汁的左炔诺孕酮仅有其释放量的0.1%。同样,皮下埋植剂的释放率也非常低。目前虽然我国尚缺乏产后放置孕激素缓释系统的经验,但至今国际上还没有产后6周内哺乳妇女使用孕激素缓释系统对哺乳(乳汁的量或质)或婴儿生长发育有不良影响的报道。产后即时落实高效避孕方法,可有效避免非意愿妊娠的发生,利大于弊。

7. 住院分娩回家前解除后顾之忧的女性绝育术

对再次妊娠可能发生极高风险的妇女或不再有生育需求的妇女,可以选择输卵管绝育术。不少再次妊娠可能发生极高风险的产妇需要行剖宫产,在剖宫产同时完成双侧输卵管结扎手术是绝佳的时机。阴道分娩后即时实施女性绝育术的时间是分娩后7天以内。总之,选择输卵管绝育术的产妇,在住院分娩回家前即可完成手术,免去再次住院手术的不便,而且一劳永逸地摆脱了避孕的烦恼。绝育术为永久避孕方法,实施前需告知其不可逆性以及可能发生的手术风险,确保夫妻双方充分知情同意才可以实施。

并不是所有决定选择女性绝育术的妇女都能如愿以偿地在出院前实施手术,特别是再次妊娠可能发生极高风险的妇女,当存在严重感染、严重的产前和产后出血、重度子痫前期/子痫、胎膜早破超过24小时、亚急性细菌性心内膜炎、未治疗的房颤等疾病、严重的生殖道损伤等情况时,需延迟手术操作。产科医生会同相关疾病的专科医生做出合理的决定,确保产妇的安全。

8. 避孕是产后随访时不可回避的话题

产后6周随访,也叫42天随访,是孕产保健的最后一次常规服务。之所以选择在这个时间随访,是因为此时绝大多数的妇女子宫已经恢复正常,恶露干净,多数夫妇恢复了性生活,部分妇女月经来潮或不再哺乳。这些变化使妊娠一触即发,避孕成为不可回避的话题。对于产后避孕的必要性,只要此时性生活已经恢复,产妇应该在宝贵的就诊时间内,与医护人员集中讨论选择什么方法和何时落实。总的原则是,分娩6周后,无论是剖宫产还是阴道分娩,也无论是否哺乳,除仍不宜首选复方避孕药品外,其他高效避孕方法均可使用。对避孕方法的选择重在落实,一旦决定,尽快落实,切忌拖延。

9. 产后6周落实长效可逆避孕方法的"3个无论"

分娩6周以后,就进入了落实长效可逆避孕方法的无障碍阶段,"3个无论"是指无论何种分娩方式(阴道分娩或剖宫产)、无论是否哺乳和无论何种避孕产品。以节育器为例,无论何种产品主要指无论含铜节育器,还是释放孕激素节育器,也可以进一步指含铜节育器中的任何类型产品。

除节育器和皮下埋植剂外,单纯孕激素避孕针也属于长效可逆避孕方法,使用简便且避孕效果好,但在产后即时避孕中没有提到它的使用,一方面我国暂无这种产品,另外它也不是产后即时避孕的首选。分娩6周后,随着避孕需求的明显增加,单纯孕激素避孕针因符合"3个无论"的原则,成为国际上欠发达地区普遍使用的避孕方法。

长效可逆避孕方法的落实时间与月经来潮的时间相关,对月经周期尚未恢复正常的妇女,不要因过长时间的等待而延迟落实时间。通过检查确认没有怀孕,即可随时落实避孕方法。

10. 谨慎使用复方避孕药品

雌孕激素复方避孕药品包括复方短效口服避孕药、复方避孕针、复方贴剂、复方阴道环,我国有复方短效口服避孕药和复方避孕针,但使用较多的仅为复方口服避孕药。对产后使用复方避孕药品的顾虑主要来自雌激素,产后短期内妇女仍处于血液的高凝状态,若产后妇女存在运动少、分娩时输血、身体质量指数(体重指数)$>30kg/m^2$、产后出血、剖宫产后即时、先兆子痫或吸烟等其他静脉血栓栓塞危险因素,使用复方避孕药品发生静脉血栓栓塞的风险会明显增加。世界卫生组织证据显示,静脉血栓栓塞的风险在怀孕期间和产后升高,这种风险在分娩后的前 3 周最显著,产后 42 天下降到基线水平。

雌激素一方面会使孕产妇原本的血液高凝状态雪上加霜,增加血栓的风险。另一方面,还可能会减少乳汁分泌的容量。与避孕贴剂或阴道环这类激素缓释系统相比,复方短效口服避孕药和复方避孕针使用者血液中雌激素的浓度较高,通过乳汁被婴幼儿摄入后的安全性也值得关注。

为此,我国以往的技术规范原则上不推荐产后妇女使用雌孕激素复方避孕药品。近年来,世界卫生组织为尽量满足欠发达国家或地区女性的避孕需求,提出产后不同阶段使用复方避孕药品的推荐建议。

原则上,哺乳妇女产后 6 个月内不能使用复方避孕药品,产后 6 个月后可考虑使用。不哺乳妇女,产后 3 周内不能使用复方避孕药品,而产后 6 周后就可以使用此方法了。产后 3 周以后至 6 周的这段时间内,不哺乳妇女能否使用复方避孕药品取决于是否存在其他发生血栓的风险,需要求助专业医生的评估。另外,有妊娠期高血压史的哺乳期妇女,即使是在产后 6 个月服用复方短效口服避孕药,发生心肌梗死和静脉血栓栓塞的风险也比没有此病史的妇女要高。

11. 产后不推荐的避孕方法

非高效的避孕方法包括避孕套(单独使用)、外用避孕药、安全期、体外排精等,这些方法避孕效果不理想的主要原因是不能坚持使用和正确使用。为保证避孕效果,原则上不推荐产后妇女首选或单独依赖其中的某种方法避孕。如果因各种原因不能使用高效避孕法,或需要同时使用避孕套,应对产后使用这种方法的相关情况给予说明。例如,产后哺乳的妇女,无规律月经者,尤其不能采取安全期避孕。避孕套可以预防包括艾滋病在内的性传播疾病,对存在性传播疾病感染风险的产后妇女可鼓励使用,避孕套的润滑剂可以缓解产后妇女因哺乳出现的阴道干涩的性交痛,使妇女额外获益等。一旦使用失败或未避孕,应采取紧急避孕措施。

12. 产后 6 个月后妇女避孕方法的选择

分娩 6 个月后,除部分妇女还在哺乳外,妇女的生理情况已基本恢复,有工作的妇女也开始或已经返回工作岗位。与产后 6 周至 6 个月时段相比,这个时期对避孕方法适用情况的建议并没有太大差别,仅关闭了哺乳闭经避孕法和放开了复方避孕药品的使用。

我们想强调的问题有两个,一是对到现在为止还没有避孕的妇女,希望夫妻双方把采取高效避孕措施作为当务之急尽快落实。二是对仍在使用短效或临时且非高效避孕方法的夫妇,在表扬丈夫已经承担的避孕责任的同时,鼓励妇女更换长效避孕方法。需要强调的是,仍有生育计划的妇女,多数可将节育器、皮下埋植剂作为首选。没有生育计划或再次妊娠可能发生极高风险的妇女,应考虑绝育术并尽快落实。绝育手术也可以由丈夫承担,手术更简单、安全。

13. 产后妇女的紧急避孕重在桥接

先介绍一下"桥接",这是世界卫生组织专门用于紧急避孕的一个词，叫作"紧急避孕桥接"，强调在紧急避孕后要尽快落实常规避孕方法，特别是高效、长效的避孕方法。实际生活中，产后妇女对紧急避孕需求很大，多出现在首次恢复性生活。先说明一下，发生在产后 3 周(21 天)内的无保护性生活或避孕失败，可不必采取紧急避孕。对产后妇女紧急避孕的首选建议是在无保护性生活后的 5 天内放置含铜节育器，一次性解决紧急避孕和常规避孕两件事，完美桥接，不但方便，更重要的是高效。万一不方便去医院，只能退而求其次，使用紧急避孕药。我国普遍出售的紧急避孕药为含单纯孕激素(左炔诺孕酮)的产品，按照世界卫生组织的建议，无论是否哺乳，均可用于产后妇女。与常规避孕方法相比，紧急避孕有效率相对较低，且激素含量高，不能作为常规避孕方法。因此服用紧急避孕药先躲过一劫后，还是建议尽快落实长效避孕方法。月经尚未恢复的产后妇女，很难以下次月经来潮作为紧急避孕药成功避孕的标志，因此，服药后三至四周，若未见月经量的阴道出血，可自行进行尿妊娠检测，或去医院检查、咨询。与其担惊受怕，产后妇女最好还是尽早落实高效避孕方法，并坚持和正确使用。

14. 解疑释惑

(1)年龄偏大妇女产后避孕方法选择有什么不同吗？

基本没有不同。如果仅就年龄而言，对 40 岁以上妇女在产后各阶段避孕方法的选择并无特殊建议。但 40 岁以上妇女患有其他疾病的可能性更大，或存在吸烟等不良健康行为，则需特别关注，必要时应主动寻求医生的帮助。

(2)为什么不推荐产后妇女采用安全期避孕方法？

安全期避孕是根据女性排卵时间推算出不易受孕的一段时间进行性生活，能达到避孕目的。但产后妇女存在的问题是，哺乳对排卵和月经有明显的影响，加之本人情绪、健康和作息情况的多重影响，很难准确推算出不易受孕期，避孕失败率高，故此种避孕方法在产后妇女中不予推荐。

(3) 剖宫产后妇女的避孕方法选择需要注意什么?

剖宫产后的子宫被称为瘢痕子宫,行剖宫产的妇女,今后再次妊娠就被戴上了一顶"高危"的帽子。最危险的情况是,再次妊娠时胚胎着床在瘢痕处,无论继续妊娠还是终止妊娠都会险象环生。当然,多数情况下,胚胎着床的部位正常,但无论是持续到分娩,或是人工终止,"瘢痕子宫"都在特别关注之列,孕产妇女本人和医护人员都要承担很大的风险。规避风险的重要措施就是避免发生非意愿妊娠,所以,剖宫产后妇女最需要注意的就是尽快采取高效避孕方法。无论哺乳或不哺乳,有意愿在剖宫产后放置节育器的妇女,应该机不可失地在剖宫产同时放置节育器,或在出院前放置皮下埋植剂。以往我国对剖宫产后放置节育器的时间要求是术后半年以后,但在临床工作中发现剖宫产后半年内因非意愿妊娠寻求人工流产的情况日益严重,故于 2017 年后参考国际指南,已将剖宫产后放置节育器的时间要求提前到术后 6 周后。尽管放置手术确有难度,医护人员会尽力克服困难,采取预案,降低手术风险。

产后妇女避孕方法选择汇总见表 1。

表 1　常用避孕方法在产后使用的时机

序号	避孕方法	纯母乳喂养	部分母乳喂养或人工喂养
1	哺乳闭经避孕法	即时	不能使用
2	含铜宫内节育器	WHO:产后即时至 48 小时之内,或产后 4 周后	
		国内 *:产后即时或产后 6 周后	
3	释放孕激素宫内节育器	WHO:产后 4 周后	
		国内 **:不早于产后 6 周	
4	皮下埋植避孕剂	不能使用	人工喂养可以使用
5	女性绝育	产后 7 天以内,或产后 6 周后	
6	男性绝育	妻子分娩后尽早	
7	单纯孕激素注射针	产后 6 周后	

续表

序号	避孕方法	纯母乳喂养	部分母乳喂养或人工喂养
8	复方口服避孕药	产后 6 个月后需要谨慎使用	产后 6 周后需要谨慎使用
9	避孕套	每次性生活并正确使用	

注:1.表内未曾提及的避孕方法(如外用避孕药、安全期避孕、体外排精等)在产后妇女中不推荐;2.产后放置宫内节育器的时机还应根据恶露、子宫复旧、伤口愈合等情况综合选择;3.不同产品按照药品说明书要求使用。

*产品说明书;**《陈新谦新编药物学》(第 18 版)(人民卫生出版社)。

(方爱华　陆品红　高　婷)

第四节　人工流产后

1. 人工流产后需要尽快落实高效避孕措施

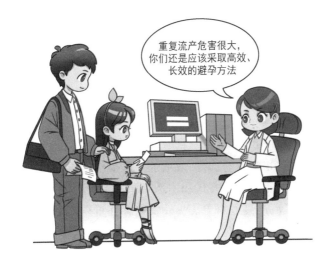

人工流产作为避孕失败的补救措施在我国合法并广泛应用，解决了非意愿妊娠给女性、配偶及家庭带来的后顾之忧。总体而言，目前常规采用的人工流产方法安全、有效，但无论是手术流产还是药物流产，都会因为对女性生殖器官自身防护屏障的破坏和对子宫内膜的损伤，对生殖系统及其功能产生潜在的损害。与人工流产手术相关的伤害也称为手术并发症，在手术中发生的常见并发症有出血、子宫穿孔，术后常见的有感染、宫颈/宫腔粘连。这些并发症可能导致继发不孕，或今后怀孕时发生流产、早产、胎盘粘连等。现有的证据表明，这些危害随人工流产次数的增加而加重，因此应特别重视避免重复流产的发生。目前我国已普遍开展人工流产后避孕服务，女性接受人工流产服务的过程是医护人员提供人工流产后避孕服务的最佳时机，通过集体宣教、一对一咨询可以提高流产女性（包括配偶、伴侣及亲友）主动避孕的意识，医护人员会帮助流产女性选择并在流产后立即落实高效避孕方法。高效避孕方法是指每100位女性在使用1年时妊娠率（即避孕失败率）<1的避孕方法，包括节育器、皮下埋植剂、注射避孕针这类长效可逆避孕方法和男性、女性绝育术，以及能够坚持和正确使用短效口服避孕药。流产女性应积极配合，尽早落实高效避孕措施，预防重复流产，是对自己生育能力的有效保护。

2. 具有高危、高风险因素的女性应将长效避孕方法作为首选

这里指存在两类风险情况的人工流产女性，一类是存在人工流产手术高风险的女性，她们所具有的疾病或生理特性，会影响手术方式、药物种类和剂量的选择，或增加手术操作的难点和并发症发生的概率，也有可能是手术方式和用药对原发疾病产生不利的影响，临床上简称人工流产高危对象。另一类是存在重复流产风险因素的女性，为重复流产高风险对象。无论是人工流产高危女性，还是重复流产高风险女性，都是人工流产后避孕服务的重点关注对象，都应在人工流产即时落实高效的避孕措施，将长效可逆避孕方法和长效永久

避孕措施作为首选,有效避免重复流产。

《手册》的附录中(附录1、附录2)有人工流产高危对象和重复流产高风险对象筛查表,妇女不妨也做个自我筛查,如果存在高危或高风险因素,请一定把好避孕关。

3. 人工流产同时就可以放置宫内节育器

节育器是我国使用最广泛的长效可逆避孕方法,容易获得,在有人工流产服务的医疗机构都能放置。研究结果已经证明,人工流产后即时放置节育器不增加出血、穿孔和感染等不良结局的风险;随访1年的避孕有效率、脱落率、因症取出率与月经间期放置均无显著差异。

选择在负压吸宫术后即时放置节育器的女性,应符合下述条件:手术前与手术中无感染征兆;无手术并发症;术前充分咨询,并已经签署知情同意书。有条件时,建议在超声监视下放置节育器,或在放置后进行超声检查,确认放置到位。

4. 人工流产后即时放置宫内节育器的优势

各类节育器均可在负压吸宫术后即时放置,即时放置的优势不仅使女性同时落实了高效长效避孕措施,而且此时子宫颈口松弛,易于放置,女性仍在麻醉或减痛状态,痛苦小。同时,还可以避免女性因放置节育器需要再次手术带来的身体、精神、时间和经济上的负担。国外的观察发现,人工流产后延迟放置的节育器,落实率仅为28%,远低于人工流产后即时的落实率(72%)。负压吸宫术后即时放置释放孕激素节育器,还可以发挥孕激素使子宫颈黏液变稠、降低盆腔感染的优势。

5. 人工流产后即时放置皮下埋植剂

负压吸宫术后、药物流产后和中期引产术后,在离开医院前均可放置皮下埋植剂。目前,国内提供的皮下埋植剂除含左炔诺孕酮的二根型产品外,还有含依托孕烯的单根型产品,有效避孕时间分别为5年和3年。皮下埋植剂的避孕失败率仅为0.05/100妇女年,相当于每 2 000 位女性使用一年只有 1 例避孕失败,是所有避孕方法中效果最好的。皮下埋植剂适用于已有多次人工流产史的女性,子宫畸形不能放置节育器的女性,可将皮下埋植剂作为首选的避孕方法。取出皮下埋植剂后,女性的生育能力即可恢复,因此皮下埋植剂对未生育过的女性也是很好的选择。

6. 人工流产当晚就可以开始口服避孕药

短效口服避孕药是世界卫生组织重点推荐的人工流产后避孕方法,特别强调其在人工流产后即时使用的两个优势,一是不受人工流产方式限制,无论是药物流产还是手术流产后均可使用;二是不受人工流产并发症限制,无论是确诊还是可疑的感染、出血、损伤均不影响使用。手术流产或药物流产确认完全流产后的当日,女性即可开始服用短效口服避孕药,每天一片,连续服完一个包装,停药 7 天,无论月经是否来潮,都从第 8 天开始服用一个新的包装。短效口服避孕药中的雌激素可以促进子宫内膜的修复,减少人工流产后出血的时间和血量,并能较好地控制周期。从避孕效果和人工流产后即时使用短效口服避孕药的优势而言,不同的短效口服避孕药并无明显差别。但流产女性可根据自己的其他健康需求,如存在与月经相关的问题(痛经、月经过多、经前期综合征)或痤疮等选择具有不同健康益处的产品。

7. 可以免除重复流产后顾之忧的绝育术

无论何种手术方式的男性、女性绝育术,均操作简单、副作用少,并且是安全有效的永久避孕方法。在能够提供女性或男性绝育手术的医疗机构,对已经完成家庭生育计划的夫妇,在女性人工流产后离开医院前一并完成绝育手术,是明智的选择。作为永久的避孕方法,夫妻双方在充分知情的情况下做出自主决策十分重要。人工流产后不存在绝育术禁忌情况的女性可即时实施女性绝育术,但如果存在流产并发症,如出血、子宫颈或阴道裂伤或有发热等感染征象时,建议延迟实施手术。男性绝育术的时间,虽然不一定在妻子人工流产的同一天实施,但也应该尽早预约手术,而且,实施男性绝育术后,并不能马上产生避孕效果,需等待大约 3 个月时间,证实精液中再无精子,才可以获得满意的避孕效果。在此之前,夫妻双方仍应注意使用合适的避孕方法。

8. 不能不用但最好别单用的避孕套

男用或女用避孕套均具有预防非意愿妊娠及预防性传播疾病的双重防护作用,但由于不能坚持正确使用而失败率较高,为(18~21)/100 妇女年,不能满足人工流产后女性应采用高效避孕方法预防再次妊娠的要求,因此不宜将避孕套作为首选的避孕方法。对于男女一方或双方存在性传播疾病感染风险者应在落实高效避孕措施的同时加用避孕套。女用避孕套可由女性自主使用,而且就预防性传播疾病而言,保护效果更好。

9. 流产后不宜首选的低效避孕方法

外用避孕药、安全期及体外排精多是流产女性在人工流产前主要使用的避孕方法,因使用失败率较高,为(22~28)/100 妇女年,建议不再常规使用。如因故只能选择这类方法,应在流产后离开医疗机构前,认真接受医护人员的指导或主动与医护人员确认使用方法正确。在不同的外用避孕药剂型中,避孕凝胶更易于使用,因使用不当所致的失败率相对较低。

这类低效避孕方法的使用者,应该知道发生哪些情况时需要采取紧急避孕,同时还要知道:第一,紧急避孕药的有效率只有 85%;第二,紧急避孕药不是唯一的方法,放置节育器用于紧急避孕,不但效果好,而且同时落实了长效避孕措施。

10. 药物流产后避孕方法的选择需酌情而定

早孕期药物流产在使用米索前列醇当日、确认完全流产后即可开始服用复方短效口服避孕药。临床实践中,部分女性会在药物流产的第 3 天使用米索前列醇观察过程中或结束时,因为出血较多或妊娠组织排出不完全而接受清宫手术。在这种情况下,就可以在清宫术后即时放置节育器。一般认为,药物流产1周以上因出血或流产不全所行的清宫手术,因存在感染的风险,原则上不宜同时放置节育器。注射避孕针和皮下埋植剂也是药物流产后可选择的长效可逆避孕方法,值得推荐。

11. 中期引产术后也可以及时落实高效避孕措施

中期妊娠钳刮术后和依沙吖啶羊膜腔内注射引产术后,如无并发症可立即放置节育器,此时放置节育器的脱落率会稍高于月经间期和早孕期人工流产后放置。已完成生育计划的女性,中期引产术后可安全放置皮下埋植剂,也可借住院引产的机会同时接受绝育术。未能落实长效可逆避孕和永久避孕方法的女性,也可在完全流产的当晚开始使用短效口服避孕药,尤其对有出血、感染、损伤等不良结局的女性更为有益。

12. 瘢痕子宫女性人工流产后避孕

既往有子宫手术史,如子宫肌壁间肌瘤剔除术、子宫腺肌病病灶切除术、剖宫产术、畸形子宫矫形术等,或有子宫穿孔、子宫破裂等子宫损伤史的人工流产女性,因为其子宫经过组织修复过程形成瘢痕,故称为瘢痕子宫,其中比例最高的是剖宫产手术,而且不少人还有多次剖宫产史。对瘢痕子宫女性的人工流产手术,存在手术难度大、不良结局发生风险高和妊娠组织易残留等问题,同时也需更重视人工流产后高效避孕措施的落实。对于短期内无生育要求的女性,如人工流产手术顺利,可在人工流产后即时放置节育器;如手术不顺利或宫腔条件不理想,可选择皮下埋植剂或绝育术。近期内有生育要求或手术不顺利的女性,可选择避孕套等避孕方法。

13. 有多次人工流产史的女性

人工流产次数越多,近期及远期的并发症发生率越高,属于“双高”(人工流产高危和重复流产高风险)对象,而且提示这些女性存在未满足的避孕需求,是重点关注对象。2年内无生育计划的女性,应将节育器和皮下埋植剂作为首选的避孕方法,并在人工流产后即时落实。近期有生育计划的女性,建议选择避孕套等避孕方法,并要做到坚持和正确使用。

14. 使用长效可逆避孕方法失败所致非意愿妊娠女性

尽管节育器或皮下埋植剂的避孕失败率均很低(<1/100妇女年),但失败所致的人工流产仍不可避免,仍应鼓励这些女性在人工流产后继续选择此类避孕方法。皮下埋植剂的避孕失败率为0.05/100妇女年,明显低于节育器(0.8/100妇女年)和释放孕激素节育器(0.2/100妇女年),可作为节育器失败女性首选的避孕方法。如女性愿意继续使用节育器,可更换为避孕效果更好的释放孕激素节育器或更高铜表面积的节育器。

(吴尚纯)

第五节 更 年 期

1. 人人关注的更年期

更年期是女性自然绝经前后的生理阶段,是女性衰老的正常过程,并不是一种病症。这一时期,女性从生育期逐步进入老年期,实质是卵巢功能开始衰退到完全消失。由于更年期的年龄跨度较长,再加上个体差异,一般将更年期定义为40~60岁。临床上,鉴于更年期表达绝经的过程特征不够确切,世界卫生组织于20世纪80年代提出"围绝经期"一词,是指从绝经过渡期到最后一次月经后一年的这段时期,相对更年期更能准确地表达绝经这一过程。但是,更年期所指的范围更广,包括了围绝经期,而且更年期一词通俗易懂、深入人心、方便交流,因此目前在实践中仍广泛应用,很多医院也都设有"更年期保健"的专科门诊。更年期的问题已成为全社会关注的热点之一。

2. 多事之秋的更年期

中国女性的平均绝经年龄约为 50 岁,发达国家女性约为 51.4 岁,绝经过渡期约为 4 年,但是更年期实际开始时间、持续时间和临床表现在个体之间存在一定差异。随着卵巢功能逐步衰退,体内的激素水平发生明显变化,更年期女性可能出现一系列绝经相关的症状与体征,同时也伴随着社会、心理各方面的变化,可谓多事之秋。

- 首先表现为月经改变,如月经周期缩短、经期延长以及月经量的变化;
- 最常见的是潮热、出汗等血管舒缩症状;
- 易激动、焦虑、抑郁等情绪不稳定,记忆力减退等认知功能障碍;
- 骨关节和肌肉疼痛;
- 尿频尿急、尿失禁、阴道烧灼感和性交痛等泌尿生殖系统症状;
- 血糖、血脂代谢紊乱以及心血管疾病高发;
- 子宫内膜癌、乳腺癌以及卵巢癌等恶性肿瘤的发生风险升高;
- 部分伴有妇科常见疾病,如子宫肌瘤、子宫内膜异位症、子宫内膜息肉和异常子宫出血等。

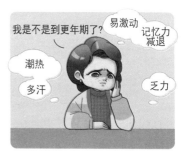

3. 更年期女性需要避孕吗

进入更年期的女性生育能力明显降低且性生活次数明显减少,但并不代表这一时期的女性不会怀孕。由于月经及排卵的不规律、对避孕的不重视,更年期女性为意外妊娠的高风险人群之一。有报道指出,仍有 54% 的更年期女性在绝经前发生排卵,在不采取避孕措施的情况下,45~49 岁女性 1 年内的妊娠率接近 12%。与育龄期女性相比,更年期女性一旦怀孕,无论是继续或终止妊娠,都存在着更大的母婴风险。

因此,更年期女性在完成生育后仍需继续避孕到绝经。由于这一阶段卵巢功能逐渐衰退、全身系统性疾病发病率增加,避孕方法的选择与年轻女性有所差异。选择避孕方法时除了应关注高效避孕之外,还应结合自身的生理特点及基础疾病等情况权衡利弊,总体上应符合三个原则:①满足避孕需求;②避免或减少避孕带来的健康风险;③获得避孕以外的额外健康益处。

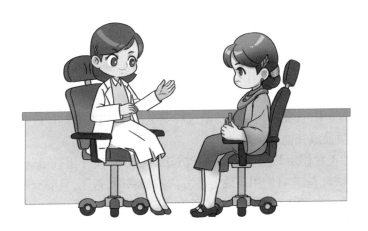

4. 进入更年期,原有的避孕方法需要更换吗

女性进入更年期后,如果原有疾病加重或出现一些新的不适,应及时到医院就诊,告知医生目前使用的避孕方法,在重新评估现用避孕方法的安全性和有效性之后,再确定继续使用还是更换其他避孕方法。

● 正在使用含铜节育器且无继续使用禁忌证者,可继续使用,但应注意节育器的使用期限并及时更换新的节育器,最好在最后一次月经后的 12 个月内取出。

- 正在使用释放孕激素节育器且无继续使用禁忌证者,可继续使用,每 5 年左右更换一次。45 岁以上的女性由于生育力下降,新放置的释放孕激素节育器可酌情延长,但要在该节育器的有效期内;50 岁以上的使用者,可一直使用到 55 岁,也要注意节育器的有效期。这类节育器一般在放置后的前 6 个月会出现不规则阴道流血,也有部分使用者可持续 1 年,约 20% 的使用者会出现闭经,大多无需特殊处理。

- 正在使用皮下埋植剂且无继续使用禁忌证者,可继续使用至有效期满,取出后更换新的皮下埋植剂或选用其他高效避孕方法。

- 正在使用醋酸甲羟孕酮单纯孕激素避孕针者,在排除使用禁忌证后,可继续使用至 50 岁。50 岁以上女性长期使用可能导致骨密度下降,应选择其他避孕方法。

- 正在使用复方激素避孕方法者(包括口服避孕药、复方避孕针、避孕贴剂、阴道环),应进行详细咨询和查体,排除禁忌证后,可短期继续使用,且在使用期间不断进行安全性评估,如有问题应及时停药,并更换成其他避孕方法。

- 正在使用其他非高效避孕方法者(避孕套、外用避孕药、安全期避孕等),除非有使用高效避孕方法的禁忌证,否则,只要有避孕需求,还是应该重新选择一种适宜的高效避孕方法。

5. 有异常子宫出血的妇女如何选择避孕方法

随着卵巢功能减退,进入更年期的女性排卵变得不规律,可能出现月经紊乱,甚至异常子宫出血。没有器质性病变仅因功能失调引起出血的更年期女性,可以选择短效口服避孕药或释放孕激素节育器,在避孕的同时起到调节月经和保护子宫内膜的作用。特别是释放孕激素节育器,具有全身血药浓度低、长期使用对脂代谢和肝肾功能影响小、不增加心脑血管疾病发生风险等优点,可作为首选。

6. 患妇科常见疾病的妇女如何选择避孕方法

子宫肌瘤、子宫内膜异位症、子宫腺肌病和子宫内膜息肉都是更年期女性较为常见的妇科疾病，如症状较轻或已排除恶变可能，无需特殊处理，观察随访到绝经。在此期间，如有避孕需求，可优先选择兼具治疗作用的避孕方法。

短效口服避孕药可抑制子宫肌瘤增长，同时减少月经量及出血时间，可作为子宫肌瘤患者的首选避孕方法，但对于更年期女性，还需考虑血栓栓塞风险，因而不作为首选。此外，释放孕激素节育器可缓解更年期女性月经过多、改善贫血和减小子宫体积，不伴有宫腔变形的子宫肌瘤患者可将其作为首选避孕方法。

子宫内膜异位症和子宫腺肌病是引起女性痛经和慢性盆腔痛的主要原因。该类疾病以及手术治疗后的患者，可选用激素避孕方法，包括短效口服避孕药、释放孕激素节育器、皮下埋植剂、单纯孕激素避孕针等，在避孕的同时达到缓解疼痛、减少月经量、预防术后复发等治疗目的，其中首选释放孕激素节育器。

约四分之一的子宫内膜息肉可自行消退，若息肉持续存在，通常需要进行宫腔镜下子宫内膜息肉切除并根据病理检查排除恶性病变可能。子宫内膜息肉术后复发率较高，为避免术后子宫内膜过度增生、预防息肉复发和减少月经量，无生育要求的更年期患者可首选释放孕激素节育器进行避孕。

7. 有泌尿生殖系统不适的妇女如何选择避孕方法

许多女性进入更年期后会出现阴道干涩及烧灼感、性欲低下及性交痛等难以言说的痛苦，如果没有使用激素避孕的禁忌证，可以选择复方激素避孕方法，在避孕的同时通过补充低剂量雌激素缓解不适症状。但40岁以上女性用该方法的同时也增加了与雌激素相关的不良反应发生风险，如动静脉血栓栓塞的风险显著增加。因此，应充分了解更年期女性病史、家族史及查体情况，排除禁忌证后方可选用，使用时应加强随访并定期进行安全性评估。

外用避孕药具有润滑阴道的作用,一些更年期女性愿意选择此类方法,但需要注意,外用避孕药避孕效果差,失败率高,而且更年期女性阴道分泌物少,药物不易溶解,如果自愿选择这种方法,最好选用胶冻或凝胶制剂。

排尿不适、尿频尿急和尿失禁的情况在更年期女性中也时常发生,随着进入更年期时间的增长,女性盆底组织的弹性和肌肉力量不断减弱,可能出现阴道前后壁膨出、子宫脱垂和尿失禁等问题。此时,应根据病情选择对症的治疗方案,如补充低剂量雌激素、盆底肌康复锻炼等。在选择避孕方法时,由于阴道环需要定期放入阴道或取出,不适合此类更年期女性选用。

8. 有潮热出汗的妇女如何选择避孕方法

绝大多数更年期女性都会出现潮热、出汗等不适症状,采用复方激素避孕方法,在避孕的同时可发挥低剂量雌激素的作用改善上述症状,但同样需要排除禁忌证后使用并定期进行安全性评估。需要注意的是,这一方法不适合更年期女性长期使用。

9. 患心血管疾病的妇女如何选择避孕方法

随着激素水平变化,脂代谢功能紊乱,更年期女性发生心血管疾病的风险增加,包括冠心病、脑卒中和血管栓塞性疾病等。心血管疾病的发生是一个缓慢的过程,冠心病患者早期可能有胸闷、心悸和血压波动等表现。更年期女性初诊时,要详细告知医生个人的病史、家族史,以及有无烟酒嗜好、高血压、高血脂和糖尿病等心血管疾病的危险因素,避免盲目诊断为更年期综合征。

患心血管疾病的妇女,可选择含铜节育器和避孕套,也可选用不会增加心脑血管意外风险的单纯孕激素避孕方法,如释放孕激素节育器、皮下埋植剂等。释放孕激素节育器不仅对血糖的代谢水平无明显影响,肥胖女性使用也不会影响血压、胰岛素以及脂代谢水平,同时还可以保护子宫内膜,在单纯孕激素避孕方法中可优先选用。

10. 患常见肿瘤的妇女如何选择避孕方法

进入更年期后，一个无法忽视的问题逐渐浮出水面，女性发生子宫内膜癌、卵巢上皮性恶性肿瘤及乳腺癌的风险明显增加。长期应用释放孕激素节育器能够降低子宫内膜癌和卵巢癌的发生风险。具有子宫内膜癌高危因素（如肥胖、糖尿病、多囊卵巢综合征等）的患者，可选择释放孕激素节育器和注射避孕针，在避孕的同时降低癌变风险。对于恶性肿瘤患者，制定最佳的治疗方案、清除病灶、遏制肿瘤复发并提高生活质量是主要任务。如果治疗方案未能保留女性生育力，则无需进行额外的避孕；如生育力有所保留，就不能忽视避孕。乳腺癌患者应选用非激素避孕方法，如含铜节育器、避孕套等。

11. 绝经激素治疗的女性要避孕吗

随着社会的进步，许多女性出现更年期症状时不再一味忍耐，而是主动寻求医生的指导和帮助，选择可以改善生活质量的解决方案，绝经激素治疗就是其中之一。在排除禁忌证的情况下，绝经激素治疗可以改善更年期女性潮热出汗的症状、稳定情绪、改善认知及记忆力减退、改善睡眠、缓解泌尿生殖道萎缩不适以及骨关节痛等，特定时期的应用还可以预防心脑血管疾病。不适用绝经激素治疗的人群，可以选择局部用药改善症状。

需要进行绝经激素治疗的女性，如有避孕需求，排除禁忌证后可以选用释放孕激素的节育器，不仅能避孕，还可以缓解更年期症状，并且可以降低子宫内膜恶性病变的风险，对血脂和其他心血管危险因素无明显影响。

12. 关注更年期保健

随着社会经济的发展和人民生活水平的提高，女性对于生活质量的要求也不断提升。更年期作为女性生命周期中必经的重要时期，应做好全方位的健康管理，以缓解更年期相关症状、预防慢性病，如糖尿病、骨质疏松、心血管疾病、恶性肿瘤、老年痴呆等,为老年健康做好准备。

- 普及保健知识:更年期女性应多了解卫生保健常识,以乐观平和的态度面对年龄增长和身体变化。同时,社会也要多宣传和普及更年期保健知识,让家庭更关心、理解和鼓励正经历这一时期的女性。

- 建立健康的生活方式:规律作息,积极参与社会活动,加强体育锻炼,保持乐观心态。

- 合理膳食,控制体重:规律、适量、均衡的饮食,食物结构尽量多样化,不宜过胖或过瘦。有骨质疏松风险的女性,还应摄入足够的钙,除日常膳食外,每天还需额外补钙 400~600mg,同时充足的维生素 D 也是必需的,主要通过晒太阳或从膳食中获得。

- 适度的性生活:更年期女性,适量的性生活对促进心血管功能健康、维护家庭幸福感以及保持生命活力具有一定好处,而存在阴道干涩等泌尿生殖系统症状的女性可以通过局部或全身用药来缓解。当然,做好避孕措施也是不可或缺的。

- 重视心理卫生指导:更年期女性容易因激素水平波动带来的身体变化而出现情绪低落等不良状态,除了自我调节外,也需要身边人及时发现并适当开导;如果精神症状较重,应当寻求专业心理医生的支持和治疗。

- 定期体检:更年期女性应每年接受一次健康体检,注重妇科检查(包括宫颈筛查、盆腔超声)、乳腺检查和心血管疾病筛查等,如有异常,及早发现,及早处理。

更年期女性的健康管理值得全社会的关注与重视。做好这一特殊时期的保健不仅可以延缓老年退行性疾病的发生,为老年期的健康生活打下坚实的基础,还可以减轻未来家庭和社会的负担,促进社会和谐发展。

(吴洁 曹金翔)

第六节　特殊人群

1. 哪些是避孕方法使用的特殊人群

就避孕方法使用而言,特殊人群的范围很广,本节主要关注患常见全身疾病或妇科疾病、HIV 感染、艾滋病患者及智障残疾等女性。对这些女性给予特别关注的原因,一方面是她们所患疾病或存在的生理特性,会限制避孕方法的选择、使用,影响避孕效果或安全性;另一方面是避孕方法的使用可能会对其原发疾病或治疗产生不利的影响。

2. 患常见内外科疾病的女性特别需要高效避孕

国家卫生健康委员会相关规范中强调,患严重内外科疾病的妇女再次妊娠可能危及生命,对这些妇女的避孕问题应给予关注,需告知所存在风险的严重程度,指导男女双方知情自愿实施女性或男性绝育手术。严重内外科疾病包括:严重心血管系统疾病、严重肺功能不全、严重肝肾疾病、严重内分泌疾病等。这里,我们将患有严重内外科疾病和常见全身疾病的女性统称为患病女性。之所以建议此类有避孕需求的夫妇知情自愿实施女性或男性绝育手术,一是因为这些女性的妊娠、分娩可能危及生命,二是即使她们选择终止妊娠,也会增加手术及麻醉的难度,还会增加并发症的发生风险。由此可见,对患病女性最好的保护莫过于高效避孕,避免发生意外妊娠。

3. 患病女性的安全避孕指导

世界卫生组织高度重视避孕方法的安全使用,同时还特别强调对存在特殊情况的服务对象,也应做到应用尽用,不要过度限制这类人群对高效避孕方法的使用。为此,世界卫生组织从 1996 年开始制定相关医学标准并已定期更新至第五版。

患病女性的病情各有不同,本节所涉及的疾病包括高血压和深静脉血栓／肺栓塞等心血管疾病、糖尿病、偏头疼、抑郁性疾病、乳腺癌、甲状腺疾病、肝胆疾病等,不仅因为这些疾病较为常见,而且其中的一些疾病病程复杂,再加上治疗的因素,都对避孕方法的使用有所影响。除此之外,本节还对使用者关心的问题进行了文献摘引,如避孕药具与常规使用治疗药物间的相互作用等。

需要说明的是,患病女性只能将附录3作为选择避孕方法的参考,即便对于可以在药店买到或可以免费领取的短效口服避孕药,也不要自行决定。患病女性应在相应专科医生和计划生育医生的共同指导下,选择适合本人情况的高效避孕方法。

4. 患卵巢肿瘤的女性可以安全使用高效避孕方法

卵巢肿瘤是常见的妇科肿瘤,类型繁多,临床症状也不同,但无论良性还是恶性卵巢肿瘤,肿瘤体积较小或疾病早期多无症状,良性的卵巢肿瘤多是在常规妇科或超声检查时被发现。

良性卵巢肿瘤以卵巢囊肿最常见,对怀孕无影响。因此,无生育计划的女性应采取有效的避孕措施。良性卵巢肿瘤不影响女性对避孕方法的选择,已完成生育计划或近期内无生育计划的女性,可首选含铜节育器或释放孕激素节育器,也可选择皮下埋植剂。近期内有生育要求的女性,则可选择避孕套等方法。

患卵巢恶性肿瘤的女性,如需避孕,可选择短效口服避孕药、复方避孕针或皮下埋植剂,但不宜选择含铜节育器或释放孕激素节育器。

5. 患子宫肌瘤的女性可以使用含激素的避孕方法

子宫肌瘤是女性生殖器官最常见的良性肿瘤,临床症状与肌瘤的部位、大小、数量、生长速度、有无并发症等相关。有生育需求的女性,无论暂未做手术还是行子宫肌瘤剔除术后,需要避孕时,都可以将短效口服避孕药作为首选,短效口服避孕药不会促进子宫肌瘤的生长,还可以减少月经血量及出血时间。皮下埋植剂和单纯孕激素避孕针的使用不受宫腔变化的限制,也可以选择。释放孕激素节育器可明显改善子宫肌瘤患者的月经过多症状,不伴有宫腔变形的子宫肌瘤患者可将其作为首选避孕方法。

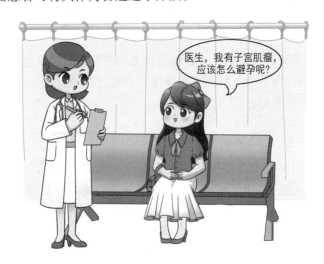

医生,我有子宫肌瘤,应该怎么避孕呢?

6. 子宫内膜异位症和子宫腺肌病患者是激素避孕方法的最大受益者

子宫内膜组织出现在子宫体以外的部位称为子宫内膜异位症,当子宫内膜组织侵入子宫肌层时,称为子宫腺肌病。这两种疾病都由具有生长功能的异位子宫内膜所致,可以在一些女性身上同时存在。子宫内膜异位症和子宫腺肌病是育龄妇女常见的妇科疾病,会引起痛经和慢性盆腔疼痛,影响生活质量,部分患者需要手术治疗。这类疾病以及手术治疗后的患者,应用激素避孕方法可在避孕的同时达到缓解疼痛、减少月经量、预防术后复发等治疗目的。因此,短效口服避孕药、释放孕激素节育器、皮下埋植剂和单纯孕激素避孕针都是这类患者可以选择的避孕方法。

短效口服避孕药不仅避孕效果好,而且是子宫内膜异位症相关疼痛和原发性痛经的一线治疗药物,可以减少月经血量,对子宫内膜异位症和子宫腺肌病术后疼痛的治疗和预防复发也有效。

释放孕激素节育器可有效缓解子宫内膜异位症相关疼痛,还被广泛用于子宫腺肌病的治疗,在缓解疼痛和减少月经血量方面比短效口服避孕药更有效。子宫腺肌病患者子宫体积增大,导致宫腔明显变大,月经血量增多,可能使释放孕激素节育器发生下移或脱落的比例增加。

皮下埋植剂和单纯孕激素避孕针也都能有效减轻子宫内膜异位症相关疼痛,与另外三种激素避孕方法相比,皮下埋植剂的避孕效果更好,使用更方便。

7. 释放孕激素节育器是治疗子宫内膜增生的利器

子宫内膜增生的发生机制比较简明,与卵巢雌激素分泌过多而孕激素缺乏有关。但分型有点拗口,需要耐心关注一下,因为与选择避孕方法有关系。子宫内膜增生分为无不典型和不典型两类,无不典型子宫内膜增生进展为子宫内膜癌风险很小,20 年间还不到 5%。对于这类患者,可以首选释放孕激素节育器。国外长期随访的研究结果证实,放置 12 个月后子宫内膜增生的总体消退率高达 94.7%。不典型增生患者,应首选手术治疗,对于拒绝手术、希望保留生育功能者,可在充分知晓癌变风险的前提下选择释放孕激素节育器避孕兼治疗。

8. 子宫内膜息肉手术后避孕和预防复发同等重要

子宫内膜息肉属良性病变,多发生于育龄妇女,与雌激素刺激子宫内膜生长相关。没有明显症状的小息肉,可以选择保守治疗,大约四分之一患者的息肉可能自行消退。需要手术治疗的患者,在宫腔镜子宫内膜息肉切除术后(简称术后)的复发率较高,因此术后暂无生育要求者,可首选释放孕激素节育器或短效口服避孕药,同时达到避孕和降低术后息肉复发率的双重目的。

短效口服避孕药对子宫内膜萎缩和生长具有双向调节作用,术后使用短效口服避孕药,在修复受损的子宫内膜的同时,能通过对子宫内膜局部高雌激素状态的对抗作用,避免子宫内膜过度增生,减少息肉复发。短效口服避孕药可以控制月经周期,减少月经出血量及天数。术后放置释放孕激素节育器可通过孕激素对子宫内膜的直接抑制作用预防子宫内膜息肉复发,减少月经量。

9. 激素避孕方法对月经异常的调节作用

正常情况下,育龄期女性月经周期的时间范围为 21~35 天,不同周期间天数的差别应该在 7 天内,经期的天数为 2~7 天,月经血量为 20~60ml。不符合这些标准时即属于异常子宫出血,俗称月经异常。异常子宫出血的原因是多方面的,需要由医生做出判断并针对病因进行治疗。这里以排卵障碍为主要原因造成的异常子宫出血为例,讨论这类患者的避孕方法选择。排卵障碍包括稀发排卵、无排卵及黄体功能不足,主要是由于下丘脑-垂体-卵巢轴功能异常引起,也可因多囊卵巢综合征、肥胖、高催乳素血症、甲状腺疾病等引起。已完成生育或暂无生育需求的患者,可以选择短效口服避孕药或释放孕激素节育器,均可以达到避孕、月经周期调控及子宫内膜保护的三重作用。

短效口服避孕药可用于异常子宫出血患者在出血期的止血,出血停止后可调整周期,并能同时高效避孕。对持续无排卵的多囊卵巢综合征患者,短效口服避孕药还可以减轻多毛、痤疮症状。

已完成生育或近期无生育计划的患者放置释放孕激素节育器,可减少出血量,预防子宫内膜增生。绝经过渡期异常子宫出血的患者,由于绝经过渡期持续时间较长,且容易反复发作,更适合将释放孕激素节育器作为首选的避孕方法。

10. 怎样预防再次宫外孕

受精卵在子宫腔以外的部位着床称为异位妊娠(俗称宫外孕),最常见的是输卵管妊娠。剖宫产术后子宫瘢痕妊娠及宫角妊娠虽然在子宫腔内,但由于着床部位及临床表现的特殊性,通常也被视为异位妊娠。异位妊娠术后再次发生异位妊娠的概率相对较大,因此对于短期内无生育需求的女性,不仅应该尽快落实高效的避孕方法,还建议将具有较强排卵抑制作用的避孕方法,如短效口服避孕药、复方避孕针作为首选,但应强调坚持和正确使用。释放孕激素节育器与含铜节育器相比,其异位妊娠率很低,如果宫腔条件允许,可作为近期无生育需求的有异位妊娠史妇女的合适选择。研究证实,所有的避孕方法对异位妊娠的发生均有防护作用,与未避孕人群相比,避孕妇女异位妊娠的绝对数量明显减少,但一些无抑制排卵作用的避孕方法,如含铜节育器、女性绝育术和未能完全抑制排卵的皮下埋植剂,一旦避孕失败发生妊娠,必须警惕异位妊娠的发生。

11. 畸形子宫的女性需选择不受宫腔形态限制的避孕方法

子宫畸形类别较多,发生率较高的是纵隔子宫和弓状子宫。医生会根据检查的结果对子宫畸形的类别和程度做出判断,这对避孕方法的选择有重要的参考作用。畸形子宫女性一旦发生意外妊娠,由于宫腔形态异常,手术难度增加,且妊娠组织残留的风险相对较大。因此,首先要选择高效的避孕方法,尽量避免意外妊娠;其次存在明显影响子宫形态的子宫畸形患者,还应选择不受宫腔形态影响的避孕方法。已无生育计划的夫妇,可考虑男女性绝育术;近期内无生育计划的女性,可首选皮下埋植剂;1年内有生育打算的女性可选择短效口服避孕药或复方避孕针,须做到坚持和正确使用,以保证避孕效果。

12. HIV 感染 / 艾滋病患者选择避孕方法时需关注的问题

绝大多数女性 HIV 感染 / 艾滋病患者及 HIV 感染高危人群(简称 HIV 感染相关人群),均处于育龄期并有性伴侣,有效预防意外妊娠非常必要。在选择避孕方法时应首先得到专科医生的指导,并需关注下述问题:

(1)做到双重保护,一是选择高效的避孕方法,二是有效预防性传播疾病,建议各类避孕方法与男用避孕套或女用避孕套联合使用;

(2)选择避孕方法,应得到男女使用双方充分的认同,以确保能

够长期坚持正确使用;

(3)如果是正在接受抗逆转录病毒治疗的感染者,男女双方应充分了解所选择的避孕方法与治疗药物的交互作用;

(4)如果发生了无保护性行为,应采取紧急避孕方法,尽可能避免意外妊娠;

(5)无论选择何种避孕方法,在出现不良反应或其他问题时应及时就医,必要时及时更换避孕方法。

13. 各种避孕方法对不同 HIV 感染相关人群的适用情况

随着 HIV 感染在全球的蔓延和对艾滋病治疗的普及,世界卫生组织对 HIV 感染相关情况进行了进一步细化,并给出不同情况人群使用各种避孕方法的适用级别。表 2 中艾滋病患者被分成未接受抗逆转录病毒治疗和接受抗逆转录病毒治疗并且临床情况稳定两类情况,从表中内容可见,存在不同 HIV 感染相关情况的女性均可基本安全地使用除节育器外的其他各种避孕方法。未接受抗逆转录病毒治疗的艾滋病患者如果打算使用节育器,需要在医生的帮助下做出决定。在我国,越来越多的艾滋病患者已接受药物治疗,抗逆转录病毒治疗药物与避孕药具中的激素可能存在相互作用,相关问题的专业性较强,建议咨询专科医生。

表 2　各种避孕方法对不同 HIV 感染相关人群的适用情况

避孕方法	HIV 感染高危(包括单阳家庭)	HIV 感染	艾滋病患者未接受抗逆转录病毒治疗	艾滋病患者接受抗逆转录病毒治疗并且临床情况稳定
避孕套	1 级	1 级	1 级	1 级
复方短效口服避孕药	1 级	1 级	1 级	1 级
复方避孕针	1 级	1 级	1 级	1 级
单纯孕激素避孕针	1 级	1 级	1 级	1 级

续表

避孕方法	HIV 感染高危（包括单阳家庭）	HIV感染	艾滋病患者未接受抗逆转录病毒治疗	艾滋病患者接受抗逆转录病毒治疗并且临床情况稳定
复方避孕贴剂 / 阴道环	1 级	1 级	1 级	1 级
皮下埋植剂（二根 / 单根）	1 级	1 级	1 级	1 级
含铜节育器	2 级	2 级	3 级	2 级
释放孕激素节育器	2 级	2 级	3 级	2 级

注：本表摘自世界卫生组织《避孕方法选用的医学标准》第 4 版。

1 级表示在任何情况下均可使用；2 级表示某些情况需要谨慎使用；3 级表示一般不推荐使用，除非其他方法不能提供或不被接受时再使用。

（吴尚纯　茅群霞）

附　录

附录 1 人工流产高危因素筛查表

编码	内容	是	否
1	年龄 ≤ 19 岁或 ≥ 50 岁		
2	半年内曾做过人工流产		
3	1 年内有 2 次或以上人工流产史		
4	人工流产总数超过 3 次		
5	稽留流产		
6	哺乳期、剖宫产术后半年内或足月分娩后 3 个月内		
7	剖宫产后再孕史（包括剖宫取胎术后再孕）		
8	妊娠合并内外科疾病，尤其合并功能异常		
9	子宫手术史（如肌瘤剔除术、腺肌瘤剔除术）、生殖道手术史		
10	生殖器畸形或盆腔肿瘤导致子宫腔变形		
11	子宫位置高度倾屈		
12	宫颈暴露困难		
13	脊柱、下肢、骨盆病变致膀胱截石位困难		
14	既往有不良孕产史（产科大出血、人流并发症等）		
15	既往子宫穿孔、宫颈阴道段裂伤、伴阴道穹窿损伤		
16	可疑或确诊的剖宫产后瘢痕、宫角妊娠、宫颈妊娠、子宫峡部妊娠		
17	带器妊娠（包括宫内节育器变形、嵌顿等）		
18	外院人工流产手术失败史		
19	RH 血型		

注：本表摘自《关于印发人工流产后避孕服务规范（2018 版）的通知》。

附录 2　发生重复人工流产高风险因素筛查表

编码	内容	是	否
1	年龄 ≤ 19 岁		
2	半年内曾做过人工流产		
3	1 年内有 2 次或以上人工流产史		
4	人工流产总数超过 3 次		
5	近期或已多次使用过紧急避孕药		
6	未婚或性关系不稳定		
7	未与家人一起生活		
8	文化程度初中及以下		
9*	本次人工流产术后尚无计划使用长效可逆避孕方法		

注：本表摘自《关于印发人工流产后避孕服务规范(2018 版)的通知》。
* 发生重复流产最重要的高风险因素。

附录 3　患病女性常用高效避孕方法选择的建议级别

疾病	复方口服避孕药	复方避孕针	含铜宫内节育器	释放孕激素节育器	皮下埋植剂
高血压					
1. 血压控制满意	3 级	3 级	1 级	1 级	1 级
2. 血压增高					
(1) 收缩压 140~159mmHg 或舒张压 90~99mmHg	3 级	3 级	1 级	1 级	1 级
(2) 收缩压 ≥ 160mmHg 或舒张压 ≥ 100mmHg	4 级	4 级	1 级	2 级	2 级
3. 血管病变	4 级	4 级	1 级	2 级	2 级
妊娠期高血压史目前血压正常	2 级	2 级	1 级	1 级	1 级
深静脉血栓 / 肺栓塞					
1. 有既往病史	4 级	4 级	1 级	2 级	2 级
2. 现在患病	4 级	4 级	1 级	3 级	3 级
3. 正在接受抗凝治疗	4 级	4 级	1 级	2 级	2 级
4. 家族史	2 级	2 级	1 级	1 级	1 级
5. 经历长时间不能活动的大手术	4 级	4 级	1 级	2 级	2 级
现患或曾患心肌梗死	4 级	4 级	1 级	2 级	2 级
脑血管意外史	4 级	4 级	1 级	2 级	2 级
有并发症的心脏瓣膜病	4 级	4 级	2 级	2 级	1 级

续表

疾病	复方口服避孕药	复方避孕针	含铜宫内节育器	释放孕激素节育器	皮下埋植剂
偏头痛					
1. 没有局灶性神经症状且 < 35 岁	2 级	2 级	1 级	2 级	2 级
2. 没有局灶性神经症状且 ≥ 35 岁	3 级	3 级	1 级	2 级	2 级
3. 有局灶性神经症状(任何年龄)	4 级	4 级	1 级	2 级	2 级
抑郁性疾病	1 级	1 级	1 级	1 级	1 级
乳腺癌					
1. 现在患病	4 级	4 级	1 级	4 级	4 级
2. 既往患病且 5 年内无复发迹象	3 级	3 级	1 级	3 级	3 级
糖尿病					
1. 妊娠期糖尿病史	1 级	1 级	1 级	1 级	1 级
2. 无血管病变					
(1)非胰岛素依赖	2 级	2 级	1 级	2 级	2 级
(2)胰岛素依赖	2 级	2 级	1 级	2 级	2 级
3. 肾脏 / 视网膜 / 神经病变	3/4 级	3/4 级	1 级	2 级	2 级
4. 其他血管疾病 / 糖尿病 ≥ 20 年	3/4 级	3/4 级	1 级	2 级	2 级
甲状腺疾病					
1. 单纯甲状腺肿	1 级	1 级	1 级	1 级	1 级
2. 甲状腺功能亢进	1 级	1 级	1 级	1 级	1 级
3. 甲状腺功能减退	1 级	1 级	1 级	1 级	1 级

续表

疾病	复方口服避孕药	复方避孕针	含铜宫内节育器	释放孕激素节育器	皮下埋植剂
胆囊疾病					
1. 有症状					
(1)已切除胆囊	2级	2级	1级	2级	2级
(2)经药物治疗	3级	2级	1级	2级	2级
(3)现在正患病	3级	2级	1级	2级	2级
2. 无症状	2级	2级	1级	2级	2级
胆汁淤积症史					
1. 与妊娠有关	2级	2级	1级	1级	1级
2. 与过去使用复方短效口服避孕药有关	3级	2级	1级	2级	2级
病毒性肝炎					
1. 急性或发作期	3/4级	2级	1级	1级	1级
2. 携带者	1级	1级	1级	1级	1级
3. 慢性期	1级	1级	1级	1级	1级
肝硬化					
1. 轻度(代偿性)	1级	1级	1级	1级	1级
2. 重度(失代偿性)	4级	3级	1级	3级	3级
肝脏肿瘤					
1. 良性					
(1)局灶性结节	2级	2级	1级	2级	2级
(2)肝细胞腺瘤	4级	3级	1级	3级	3级
2. 恶性(肝细胞癌)	4级	3/4级	1级	3级	3级

续表

疾病	复方口服避孕药	复方避孕针	含铜宫内节育器	释放孕激素节育器	皮下埋植剂
药物相互作用					
1. 抗惊厥治疗					
(1)某些抗惊厥药 *	3级	2级	1级	1级	2级
(2)拉莫三嗪	3级	3级	1级	1级	1级
2. 抗微生物治疗					
(1)广谱抗生素	1级	1级	1级	1级	1级
(2)抗真菌药	1级	1级	1级	1级	1级
(3)抗寄生虫药	1级	1级	1级	1级	1级
(4)利福平和利福布汀治疗	3级	2级	1级	1级	2级

注:本表摘自世界卫生组织《避孕方法选用的医学标准》第4版。

1级表示在任何情况下均可使用;2级表示某些情况需要谨慎使用;3级表示一般不推荐使用,除非其他方法不能提供或不被接受;4级表示不能使用。

* 包括苯妥英钠、卡马西平、巴比妥酸盐、扑痫酮、托吡酯、奥卡西平等。

参考文献

［1］ SEBASTIAN A. A Dictionary of the History of Medicine [M]. New York/London: Informa Healthcare, 2011.

［2］ 世界卫生组织生殖健康与研究部 . 避孕方法选用的医学标准 [M]. 4 版 . 北京 : 中国人口出版社 , 2011.

［3］ WHO FAMILY PLANNING CORNERSTONE. Medical eligibility criteria for contraceptive use [M/OL]. 5th ed. World Health Organization, 2015.

［4］ 国家人口计生委科技司 . 世界卫生组织计划生育服务提供者手册 [M]. 北京 : 中国人口出版社 , 2009.

［5］ 中华医学会计划生育学分会 . 临床诊疗指南与技术操作规范 – 计划生育分册 [M]. 2017 修订版 . 北京 : 人民卫生出版社 , 2017.

［6］ 李瑛 , 李少丽 . 计划生育药具不良反应监测与防治指南 [M]. 北京 : 中国科学技术出版社 , 2003.

［7］ 李瑛 , 王兰明 , 张世琨 . 避孕药具不良事件监测与防治 [M]. 北京 : 人民卫生出版社 , 2007.

［8］ 程利南 , 车焱 . 现代计划生育学 [M]. 上海 : 复旦大学出版社 , 2014.

［9］ HARGREAVE M, MORCH L S, ANDERSEN K K, et al. Maternal use of hormonal contraception and risk of childhood leukemia: a nationwide, population-based cohort study [J]. Lancet Oncol, 2018, 19 (10): 1307-1314.

［10］ TANIS B C, BOSCH V D, MAURICE A, et al. Oral contraceptives and the risk of myocardial infarction [J]. N Engl J Med, 2001, 345 (25): 1787-1793.

［11］ WORLD HEALTH ORGANIZATION COLLABORATIVE STUDY OF CARDIOVASCULAR DISEASE AND STEROID HORMONE CONTRACEPTION. Venous thromboembolic disease and combined oral contraceptives: results of international multicentre case control study [J]. Lancet, 1995, 346 (8990): 1575-1582.

［12］李瑛 , 王巧梅 . 复方口服避孕药社区服务使用指南 [M]. 北京 : 人民卫生出版社 , 2015.

［13］李瑛 , 李幼平 , 张世琨 . 避孕药具上市后安全性评价方法与实践 [M]. 北京 : 人民卫生出版社 , 2011.

［14］THE AMERICAN COLLEGE OF OBSTETRICIANS AND GYNECOLO-GISTS. ACOG Practice Bulletin No. 110: noncontraceptive uses of hormonal contraceptives [J]. Obstet Gynecol, 2010, 115 (1): 206-218.

［15］PREVENTION AND HEALTH PROMOTION, CENTERS FOR DISEASE CONTROL AND PREVENTION (CDC). U. S. Selected Practice Recom-mendations for Contraceptive Use, 2013: adapted from the World Health Organization selected practice recommendations for contraceptive use, 2nd ed [J]. MMWR Recomm Rep, 2013, 62 (RR-05): 1-46.

［16］COMMITTEE ON GYNECOLOGIC PRACTICE, AMERICAN COLLEGE OF OBSTETRICIANS AND GYNECOLOGISTS. Committee Opinion No 544: Over-the-counter access to oral contraceptives [J]. Obstet Gynecol, 2012, 20 (6): 1527-1531.

［17］程利南 , 狄文 , 丁岩 , 等 . 女性避孕方法临床应用的中国专家共识 [J]. 中华妇产科杂志 , 2018, 53 (7): 433-447.

［18］中华医学会计划生育学分会 , 国家卫生健康委科学技术研究所 . 青少年避孕服务指南 [J]. 中华妇产科杂志 , 2020, 55 (2): 83-90.

［19］CURTIS K M, JATLAOUI T C, TEPPER N K, et al. U. S. Selected Prac-tice Recommendations for Contraceptive Use, 2016 [J]. MMWR Recomm Rep, 2016, 65 (4): 1-66.

［20］《皮下埋植避孕方法临床应用专家共识》编写组 . 皮下埋植避孕方法临床应用专家共识 [J]. 中华妇产科杂志 , 2013, 48 (6): 476-480.

［21］黄勋彬 , 谷翊群 . 男性避孕与节育 [M]. 北京 : 人民卫生出版社 , 2011.

［22］国家卫生健康委员会人事司 , 国家卫生计生委能力建设和继续教育中心 . 生殖健康咨询师国家职业资格培训教程基础知识 [M]. 北京 : 中国人口出版社 , 2018.

［23］吴尚纯 . 计划生育技术 [M]. 北京 : 中央广播电视大学出版社 , 2012.

［24］方爱华 , 王益鑫 . 计划生育技术 [M]. 3 版 . 上海 : 上海科技技术出版社 , 2012.

［25］曹泽毅 . 中华妇产科学 [M]. 北京 : 人民卫生出版社 , 2004.

［26］WHO, USAID, JOHNS HOPKINS. Family planning: a global handbook for providers: evidence-based guidance developed through worldwide collaboration [M]. 3rd ed. Baltimore Maryland Johns Hopkins Bloomberg School of Public Health Center for Communication Programs, 2018.

［27］ 程利南 . 紧急避孕 [M]. 2 版 . 上海 : 上海科学技术出版社 , 2011.

［28］ SHEN J, CHE Y, SHOWELL E, et al. Interventions for emergency contraception [J]. Cochrane Database Syst Rev, 2017, 8 (8): CD001324.

［29］ 国家卫生健康委员会妇幼健康司 . 人工流产后避孕服务规范 (2018 版) [Z]. 北京 : 国家卫生健康委员会 , 2018.

［30］ 汪富蓉 , 郭敏 . 推动青少年选择长效可逆避孕方式的全球共识声明 [J]. 中国计划生育学杂志 , 2016, 24 (9); 646-648.

［31］ 熊庆 , 王临虹 . 妇女保健学 [M]. 2 版 . 北京 : 人民卫生出版社 , 2014.

［32］ LI Y, TENG D, SHI X, et al. Prevalence of diabetes recorded in mainland China using 2018 diagnostic criteria from the American Diabetes Association: national cross sectional study [J]. BMJ, 2020 (369): m997.

［33］ 张学 , 朱宝生 . 重大出生缺陷与精准预防 [M]. 上海 : 上海交通大学出版社 , 2020.

［34］ AMBROSE J A, BARUA R S. The pathophysiology of cigarette smoking and cardiovascular disease: an update [J]. J Am Coll Cardiol, 2004, 43 (10): 1731-1737.

［35］ 复方口服避孕药临床应用中国专家共识专家组 . 复方口服避孕药临床应用中国专家共识 [J]. 中华妇产科杂志 , 2015, 50 (2): 81-91.

［36］ ESHRE CAPRI WORKSHOP GROUP. Female contraception over 40 [J]. Hum Reprod Update, 2009, 15 (6): 599-612.

［37］ 中华医学会计划生育学分会 . 40 岁及以上女性避孕指导专家共识 [J]. 中华妇产科杂志 , 2020, 55 (4): 239-245.

［38］ 郎景和 , 冷金花 , 邓姗 , 等 . 左炔诺孕酮宫内缓释系统临床应用的中国专家共识 [J]. 中华妇产科杂志 , 2019, 54 (12): 815-825.

［39］ 中华医学会妇产科学分会妇科内分泌学组 . 异常子宫出血诊断与治疗指南 [J]. 中华妇产科杂志 , 2014, 49 (11): 801-806.